CONTENTS

MÔNICA
SCHWARZWALD

HOMEOPATIA & ASTROLOGIA:

Astrodiagnose E Similitudes Entre O Macro E O Microcosmo

"Deve-se diagnosticar por analogia. O médico deve ser alquimista e astrólogo. Sem a arte da interpretação astrológica, o médico é um 'pseudomédico'. O corpo tem uma correspondência com os ciclos astrológicos, as constelações possibilitam o diagnóstico e indicam a terapia a seguir. O astro demonstra a enfermidade e a morte, mas também a saúde e a cura."

"Nas curas se há de sempre ter em mente o semelhante pelo semelhante (<u>similia similibus curantur</u>), pois nunca se deve receitar uma planta de Vênus para uma doença de Saturno."

'As Plantas Mágicas – Botânica Oculta'
Paracelso

PRÓLOGO

A consultoria astrológica demanda apresentar orientações ao indivíduo que está diante de aspectos provenientes de ciclos planetários desafiadores e dificultosos que desencadeiam desequilíbrios em seus corpos mental, emocional, espiritual e físico. Desde Paracelso, que atribuiu regências de signos e planetas a diversos vegetais em sua "Botânica Oculta", até o Dr. Edward Bach com seus "12 Curadores" que nada mais são do que essências florais para os estados desarmônicos dos respectivos 12 signos, é comum nos depararmos com este tipo de analogia entre padrões energéticos astrológicos (signos e astros) e substâncias extraídas da Natureza. Estas analogias ou correspondências entre os reinos animal, vegetal, mineral e o comportamento humano datam da Antiguidade e tiveram a atenção de inúmeros alquimistas e estudiosos como o astrólogo e botânico britânico Nicholas Culpeper.

Em 2013, comecei a aprofundar meus estudos em Homeopatia por meio do curso oferecido pela Ciência da Homeopatia - Método Prof. Dra. Eliete M. M. Fagundes - em parceria com a Universidade de Viçosa e percebi que a mesma analogia ocorre no caso da Homeopatia, mas de forma mais complexa levando-se em conta a diversidade de patogenesias que cada substância homeopatizada revela. Desta forma e, até mesmo antes de me graduar como terapeuta homeopata em 2014, iniciei uma ampla pesquisa das substâncias homeopáticas e sua interconexão com os arquétipos representados pela Astrologia, levando em conta os miasmas homeopáticos, temperamentos hipocráticos e tipos de personalidade junguianos que me ajudaram sobremaneira a estipular o *simillimum* homeopático apropriado para cada aspecto astrológico abrangendo signo, planeta e casa. A pesquisa tomou caráter prático quando comecei a recomendar os respectivos *simillima* para amigos, clientes e para mim mesma. Ao longo dos anos, reuní material de estudos e conclusões que compartilho com vocês neste trabalho.

O mapa astrológico revela, dentre outras coisas, os desafios que cada ser humano pode se deparar em seu percurso evolutivo potencial. É a representação gráfica da nossa relação com os arquétipos e nossos atributos morfogenéticos. Se o estudarmos com atenção, além da análise de ciclos temporais, somos capazes de prevenir futuros problemas de saúde física, que nada mais são do que desdobramentos de afecções energéticas, mentais ou emocionais. Por isto que, neste trabalho, enfatizarei estes últimos sintomas que são os mais importantes na cura vitalista e na terapia vibracional.

Este trabalho não tem a intenção de receitar ou recomendar qualquer medicamento homeopático para qualquer aspecto ou trânsito planetário. A análise terapêutica deve ser individualizada levando-se em conta a singularidade e o processo evolutivo de cada microcosmo de acordo com a historicidade e as possibilidades quânticas colapsadas por cada indivíduo como observador e seu próprio curador. Os astrólogos e terapeutas encontrarão aqui rico referencial para sua orientação terapêutica, pois o objetivo principal deste trabalho é evitar a prática leviana de "tentativa-e-erro" comum aos terapeutas holísticos na falsa crença de que não existem contra-indicações nas recomendações equivocadas.

As obras do Dr. Rüdiger Dahlke também foram de grande ajuda na correlação entre a doença, a psique e os atributos planetários. "A Doença como Símbolo" é um excelente caminho entre o sintoma apresentado pela pessoa e os respectivos singnificados.

No capítulo referente aos policrestos, encontram-se informações, "similitudes e sincronicidades" de cada substância com signos, astros e aspectos planetários. Em "Prática Clínica", demonstro o percurso de quatro clientes que vivenciaram transmutações benéficas por meio da astrodiagnose aliada às recomendações homeopáticas.

O QUE É 'MAPA ASTROLÓGICO'?

O mapa astrológico ou o mapa natal nada mais é do que a representação gráfica do sistema solar sob o aspecto geocêntrico no momento do nascimento de um indivíduo ou de um evento qualquer. O nascimento de uma criança ocorre em um determinado dia, horário e local. Estes dados geralmente são registrados na certidão de nascimento ou lembrados ainda com mais precisão pelos pais ou aqueles que estavam presentes neste momento significativo, que é a primeira respiração de um ser humano desacoplado do organismo de sua mãe.

O mapa astrológico é composto de 12 signos, 12 casas, 10 astros e respectivos aspectos, ou seja, ângulos realizados entre astros apenas ou entre astros, ascendente e meio-do-céu. É uma representação simbólica da localização de astros nos signos em um determinado momento. O horário de nascimento estabelece o ascendente, ou seja, o signo que estava 'ascendendo' no horizonte a leste por ocasião da primeira respiração daquele ser. A partir do ascendente, pode-se calcular todas as doze casas que dividem signos e astros entre si e contêm significados específicos da vida humana. O meio-do-céu é a divisória da décima casa e o zênite daquele momento específico. Assim como o ascendente, o meio-do-céu recebe aspectos (ângulos) dos astros que representam "diálogos" facilitadores e desafiadores entre os elementos envolvidos.

Os principais aspectos ou ângulos realizados entre astros, ascendente e meio-do-céu são: conjunção (0º), sextil (60º), quadratura (90º), trígono (120º) e oposição (180º).

Neste trabalho, concentrei-me nos aspectos desafiadores ou desarmônicos que podem indicar alguma tendência sintomática. A conjunção, dependendo dos astros envolvidos, pode provocar algum caráter obsessivo ou irrupção de comportamentos ou sintomas distorcidos. A quadratura é o aspecto mais desafiador por envolver astros em signos cujos elementos são incompatíveis. A oposição pode provocar reações duais, tensas ou contraditórias.

Os astros ou planetas são divididos em:

a) pessoais (Lua, Sol, Mercúrio, Vênus e Marte), que condizem com atributos individuais como emoções, vitalidade, inteligência, afetividade, ações e decisões;

b) relacionais (Júpiter e Saturno), que representam a conexão entre a individualidade e o meio;

c) transaturninos (Urano, Netuno e Plutão), também chamados 'geracionais', pois demarcam a geração e o período histórico.

Existem inúmeras formas para interpretar o mapa astrológico. A mais essencial delas é com o objetivo de autoconhecimento para o indivíduo reconectar-se com seus arquétipos fundamentais. O autoconhecimento realizado por meio do mapa astrológico é o mais completo e, dentre outras coisas, revela vulnerabilidades que podem vir a desencadear problemas de saúde.

Outras especialidades astrológicas como Astrologia Cármica, Vocacional, Empresarial, Mundial etc desenvolvem interpretações específicas de acordo com a necessidade do consulente. A Astrologia Médica tem como principal ferramenta a Astrodiagnose.

ALGUMAS PALAVRAS SOBRE A ASTRODIAGNOSE

Além de astróloga, taróloga e filósofa clínica, também sou terapeuta homeopata e floral. Ao longo de mais de 20 anos atuando nestas áreas que combinam o diagnóstico pelo mapa astrológico com sintomas mentais, emocionais, energéticos e físicos do consulente, notei como esta combinação pode ser valorosa para definir minuciosamente qual das inúmeras combinações de florais ou medicamentos homeopáticos são apropriados para cada indivíduo. Além disto, muitas vezes o perfil astrológico do indivíduo não condiz com o tratamento sistemático das "gotinhas" homeopáticas e florais, então, opto por indicar outro tipo de terapia holística ou outras orientações.

Como a **Astrodiagnose** pode ajudar o terapeuta holístico, o homeopata e outros profissionais na área da saúde preventiva?

Todo consulente chega a um terapeuta ou a qualquer profissional da saúde com uma queixa ou aflição. Esta queixa é o <u>assunto imediato</u>, ou seja, o sintoma, aquilo que o está incomodando em um primeiro momento. Conforme ensina a Filosofia Clínica, o assunto imediato nem sempre revela a raiz ou a essência do problema. Além disto, este assunto imediato é transmitido ao terapeuta via *persona* do cliente. Por mais experiente e sensato que seja o terapeuta, ele também tem sua *persona* e, muitas vezes, corre o risco de avaliar superficialmente a queixa do cliente. Vale lembrar que, na linguagem da psicologia junguiana, *persona* significa a máscara ou a superfície do ego com a qual interagimos com o ambiente em um primeiro contato. Em outras palavras, todos nós temos nossos mecanismos de defesa, bloqueios ao interagir com o outro, restrições em nos abrir e revelar alguma circunstância de nossa intimidade, vulnerabilidade, mesmo sabendo que estamos diante de um profissional da saúde. Desta forma, nem sempre a *anamnese* convencional garante um diagnóstico bem sucedido.

Vamos tomar como exemplo a famigerada depressão, doença que está liderando cada vez mais as estatísticas de saúde mental hoje em dia. Ora, não existem dois seres com os mesmos sintomas, sofrimentos, causas, reações, em suma: não existem dois 'deprimidos' iguais. Existem inúmeros tópicos a serem considerados como origens, família, trabalho e relacionamentos daquele indivíduo em particular. Em outras palavras, quando o consulente se queixa de depressão, o que realmente ele quer dizer? O que o deixa neste estado de sofrimento e infelicidade? O trabalho, o relacionamento, as notícias? No entanto, a partir de sua narrativa, o terapeuta tem acesso a um conteúdo limitado ao ponto de vista e à sensação subjetiva do cliente. Sem contar que muitos indivíduos não se sentem bem narrando ou reclamando da vida. São introspectivos e acreditam que o terapeuta intuitivamente irá operar algum milagre e mudar seu estado deprimido para não-deprimido. Daí, a psiquiatria recorrer aos medicamentos que são excelentes em dissimular os sintomas, mas não em operar na causa que pode ser até de fundo espiritual.

A complexidade do ser humano muitas vezes foge à análise experiente e atenta do terapeuta. Os recônditos da alma e do inconsciente são, na maioria das vezes, desconhecidos até para o próprio indivíduo. Dos circunspectos até aqueles que costumam verbalizar compulsivamente seus problemas, a interação com o terapeuta é sempre via *persona*, o que distorce qualquer técnica de avaliação e diagnóstico. Se lembrarmos que o terapeuta também possui sua *persona*, qualquer conflito na interação com o consulente pode afetar sua avaliação para com o mesmo. Esta interação entre indivíduos chama-se Sinastria: uma vertente da

Astrologia que estuda relacionamentos e parcerias sob o ponto de vista dos interaspectos planetários. Por mais que o terapeuta seja treinado e experiente, nada garante que a interação com seu cliente não afete suas conclusões.

A **Astrodiagnose** é a técnica da Astrologia que analisa minuciosamente a origem ou a causa da doença no indivíduo, até mesmo antes que ela se manifeste. O mapa astrológico revela potenciais desafios que, se não compreendidos e harmonizados, podem desencadear doenças em qualquer corpo de manifestação (físico, mental, emocional e vital). Trata-se de uma técnica preventiva que todos aqueles que costumam ir regularmente ao astrólogo-terapeuta têm à sua disposição. Além dos desafios de base, ou seja, do mapa astrológico de nascimento, a reação do indivíduo mediante alguns trânsitos planetários também pode causar o caos na homeostase e, consequentemente, a moléstia. A **Astrodiagnose** consegue prever o período exato destes trânsitos planetários e, consequentemente, identificar as possíveis reações que podem causar doenças relativas ao arquétipo planetário envolvido ou à vulnerabilidade de base do indivíduo disposta em seu mapa astrológico de nascimento.

Em uma busca mais profunda nas circunstâncias da vida do consulente aliadas a aspectos planetários, a investigação da historicidade através do próprio relato do mesmo pode revelar processos cíclicos ligados a determinado planeta, o que facilita a astrodiagnose e a identificação precisa do medicamento homeopático. Como muitos ciclos planetários repetem-se ao longo de nossa vida, as manifestações de desequilíbrio homeostático podem ser semelhantes durante suas ocorrências e, sua investigação detalhada nestes períodos torna-se uma obrigação para qualquer astrólogo terapeuta.

Até mesmo sem interagir com o consulente em um primeiro momento, a análise da **Astrodiagnose** pode identificar detalhes minuciosos sobre a causa primordial da depressão citada como exemplo acima, que pode nem mesmo ser uma "depressão" propriamente dita, mas um inconformismo latente que precisa ser compreendido e discutido com o consulente. Este tipo de análise facilita e acelera o trabalho do terapeuta, além de oferecer ao consulente princípios importantíssimos para seu processo de autoconhecimento, o verdadeiro caminho do 'cura-te a ti mesmo'. As tentativas e erros, os anos de psicoterapia ou o desinteresse gradual do cliente com o tratamento podem ser evitados a partir do momento em que o terapeuta tem acesso aos mais profundos significados daquela alma que, muitas vezes, grita por ajuda, mas os gritos são distorcidos e desviados por uma *persona*, por medos de julgamentos ou por um ego que contradiz suas fraquezas e vulnerabilidades.

HOMEOPATIA E ASTROLOGIA: A FILOSOFIA DE JAMES TYLER KENT

O mapa astrológico é uma forma metafísica de entender-se o código ou mapeamento genético. Em outras palavras, ambos os métodos revelam os potenciais singulares de cada ser. Deve-se ressaltar que, esta semelhança reside no fato de que tanto o nosso DNA quanto o mapa astrológico partem da base estrutural de valor "4": guanina, timina, citosina e adenina são as quatro bases nucleotídicas que compõem nosso DNA. As energias primordiais seco, úmido, quente e frio, por sua vez, constituem os quatro elementos da natureza, Terra, Fogo, Ar e Água, fundamentos dos signos e astros da Astrologia. A base estrutural de valor "4" é encontrada na Árvore da Vida, alicerce da filosofia cabalística, que demonstra o processo criativo e evolutivo da Humanidade de acordo com o conhecimento do Antigo Egito e das tradições hebraicas. A *sephirot* ou esfera de valor '4' é chamada *Chesed* e representa o princípio da manifestação e expansão da criação no mundo material.

Dito isto, começamos a perceber o tênue véu que separa a ciência materialista e os princípios herméticos, que sistematizam a Astrologia e fornecem bases para a interpretação do mapa astrológico.

Em sua obra "Filosofia Homeopática", James Tyler afirma

categoricamente que

Tudo o que pode ser visto, sentido, observado, ou detectado com o microscópio é nada mais que uma consequência, um resultado. É somente pelo entendimento, raciocinando do princípio ao fim e então novamente retomando, que podemos perceber que as causas da doença são invisíveis.

Ora, uma das maiores personalidades da área da Homeopatia compreendeu que o vitalismo vai muito além da matéria.

A alma adapta o corpo humano a todos os seus propósitos, os mais elevados propósitos do seu ser.

Achei importante trazer aqui estes conteúdos do melhor livro de Kent, na minha opinião, que ousou expor a Homeopatia como a medicina da alma, ou seja, o principal recurso para a cura e o realinhamento dos propósitos fundamentais do ser. E, estes propósitos fundamentais são traduzidos pela linguagem astrológica que obedece ao mais importante dos princípios herméticos: "o que está em cima é como o que está embaixo e, o que está embaixo é como o que está em cima." O princípio da correspondência também está incutido na lei dos semelhantes anunciada por Hipócrates, Paracelso e sistematizada por Samuel Hahnemann.

O materialista, para ser coerente com seus princípios, é obrigado a negar a alma e a negar um Deus substancial, pois a energia de que tanto depende é nada, e ele deve deduzir que Deus é nada e, portanto, não existe. Mas quem é racional será levado a concluir que há um Deus supremo, que Ele é substancial, que Ele é uma substância. Tudo depende d'Ele, e toda a corrente que vem do Supremo, até a mais ínfima matéria, desse modo fica conectada. Assim que existe uma separação, e não um influxo contínuo do primeiro ao último, os resultados deixarão de existir.

Sabe-se que a medicina ortodoxa ou materialista sempre foi uma incansável crítica à Homeopatia. Entretanto, sendo uma medicina popular e de baixo custo, a Homeopatia disseminou-se mesmo assim e está atuante até hoje. Assim como a Astrologia que é considerada uma "pseudo ciência", a Homeopatia e a terapia floral seguem firmes e fortes, mesmo com a histeria do cientificismo do século XXI.

A Homeopatia, assim como a maioria das terapias holísticas, prima pelos valores éticos da Era de Aquário: a aproximação entre o método científico e o princípio da espiritualidade. A teoria quântica já faz este papel por meio de cientistas como Amit Goswami, Rupert Sheldrake, Fritjof Capra dentre outros, que tentam demonstrar a aproximação da nova ciência com as premissas do taoísmo e dos outros conhecimentos atribuídos ao hinduísmo e ao hermetismo.

Homeopatia é medicina do corpo vital. Se você não aceita a existência do corpo vital, a homeopatia e a sua filosofia do "menos é mais" apenas o frustrarão. Se você aceita o corpo vital, essa aceitação lhe dará condições de compreender por que menos é mais e, além disso, você se encantará com a inteligência da homeopatia como sistema de medicina.

Não tenha dúvida, a Homeopatia é uma medicina quântica. O princípio quântico da correlação não-local é essencial para o modo como um remédio homeopático é preprado e administrado. (GOSWAMI, Amit, O Médico Quântico, 2004)

A fixação no empirismo da medicina materialista não é compatível com os valores do novo paradigma da Era de Aquário. A individualização do tratamento que exige a alteridade e, até mesmo, compaixão do terapeuta ou profissional da saúde é essencial para o tratamento holístico. Mas, esta alteridade e a individualização necessitam do entendimento da existência do corpo vital e da respectiva interconexão entre partículas. O corpo vital é de entendimento metafísico, não empírico, o que dificulta a aceitação dos materialistas.

Podemos ainda estabelecer uma relação da medicina dos chakras com a astrologia. A ideia é simples. Os arquétipos que definem contextos das funções vitais dos campos morfogenéticos vitais podem também ser os "anjos-guias" que mostram como o seu horóscopo astrológico se relaciona com os movimentos dos planetas solares, da Lua e do Sol. Assim você recebe mais orientações astrológicas relacionadas com a manutenção da saúde e mesmo com a cura. Embora a ciência materialista convencional considere a astrologia um embuste, a ideia de que o exterior e interior devem estar interligados faz sentido quando nos envolvemos com a ciência no primado da consciência. Procure os avanços em nossa compreensão do lugar da astrologia em nossa ciência da cura no futuro. (GOSWAMI, Amit, O Médico Quântico, 2004)

PEQUENO COMPÊNDIO DE GRANDES POLICRESTOS

"Todas as coisas são veneno e nada é sem veneno; somente a dose faz com que uma coisa não seja veneno."
Paracelso

Policrestos são aqueles medicamentos homeopáticos cuja ação abarca um extenso número de moléstias físicas, mentais, emocionais, energéticas e espirituais. Costumam ser os mais utilizados pelos terapeutas que praticam a Homeopatia clássica pela diversidade de sintomas.

Reuni neste capítulo alguns dos mais importantes policrestos da Matéria Médica Homeopática. Neste compêndio preocupei-me em dissertar brevemente sobre as analogias arquetípicas entre o insumo homeopatizado proveniente dos reinos vegetal, mineral e animal com o respectivo atributo planetário ou zodiacal. Fui grandemente auxiliada pelos escritos de Paracelso, Nicholas Culpeper, Papus e, principalmente, Rüdige Dahlke que pesquisaram e divulgaram estas conexões entre o macro e o microcosmo, ou seja, entre a Natureza e os corpos de manifestação humanos. Dahlke foi de suma importância no conhecimento psicossomático das moléstias e suas correspondências planetárias.

A Astrodiagnose consegue classificar os sintomas de

origem física, mental, espiritual e emocional em arquétipos semelhantes. Em outras palavras, quando analisamos um mapa astrológico e respectivos ciclos planetários é relativamente fácil identificar e corelacionar todos os sintomas apresentados pelo consulente com o arquétipo astrológico e o respectivo policresto.

Aconitum napellus e o medo irracional

Vegetal nativo da Europa Ocidental e Central, encontrado em regiões úmidas e montanhosas (Suécia, Alpes, França, Suíça e Alemanha). Suas raízes são extremamente venenosas e costumavam ser usadas em flechas e lanças.

Similitudes e Sincronicidades

Em sua "Botânica Oculta", Paracelso afirmou ser uma das 12 plantas atribuídas à filosofia Rosa Cruz; a definiu como fria e seca, qualidade do elemento Terra. Por isto, ele atribuiu a regência de **Saturno e Capricórnio** a esta planta. De acordo com Max Heindel ("Astrodiagnose"), Capricórnio rege : pele, joelhos, articulações e cabelo no corpo físico.

Se pudermos escolher uma palavra-chave para este medicamento, seria MEDO – a "sombra" e o desequilíbrio do signo de Capricórnio e dos aspectos desafiadores de Saturno. O temperamento que necessida da substância *Aconitum napellus* é de extrema sensibilidade a mudanças ambientais e, principalmente, energéticas. Agitação e angústia que podem acarretar insônia ou pesadelos são típicas também de pessoas com Netuno em aspecto com o Ascendente, Sol e Lua que amplia a possibilidade de extrema sensibilidade mediante ataques psíquicos. Para Paracelso, *Aconitum* também afugentava "maus espíritos".

A paranormalidade ou a intuição como características preponderantes do temperamento são comuns em indivíduos cuja energia netuniana ou pisciana é intensa em seu mapa de nascimento. Quando os aspectos de Saturno entram nesta 'equação' surge a insegurança e o medo do invisível e, a sensibilidade pode se converter em escapismos ou, até mesmo, em alucinações. Daí a importância do autoconhecimento aliado à recomendação homeopática.

Às pessoas vulneráveis diante das emoções trazidas pelo contato com o invisível, medos e escapismos culminam em vaticinar o dia e a hora da própria morte, que é outro extremo que associa as seguintes influências no mapa de nascimento:

1) Saturno em quadratura com o regente da casa 8;

2) Saturno presente na casa 8.

O medo extremo também acarreta fuga que prefere o devaneio profético da morte a enfrentar a realidade. Este sintoma também está associado ao desequilíbrio dos seguintes aspectos:

1) Netuno em aspecto com o ASC;

2) Netuno em aspecto com Sol e Lua.

O medo constante, irracional e indefinido, a premonição de grandes infortúnios e a culpa por não ter cumprido seus deveres são desequilíbrios que só permitem uma visão negativa do futuro ou acerca do contato energético com o ambiente:

1) Saturno em quadratura com Sol e Lua.

2) Saturno em quadratura com o Meio-do-Céu ,

3) Saturno presente na casa 12 ou conjunto ao Ascendente.

"O Aconitum napellus é aquele que mais se aproxima à associação com a ascenção e o progresso da Homeopatia do que qualquer outro remédio da materia médica." Clarke

Ascenção e progresso fazem parte do arquétipo representado pelo signo de Capricórnio em harmonia diante de suas funções e atributos.

"Ele medita e está sentado mergulhado em pensamentos." Hahnemann

A meditação e o "mergulho" em si mesmo ou no inconsciente coletivo estão associados ao signo de Peixes e a seu regente, Netuno.

"Aconitum perdeu a medida do tempo." José Alberto Moreno ("Homeopatia Metafísica Repertorizada")

Outro simbolismo saturnino: Saturno também é Chronos, senhor do Tempo. Seus ciclos de amadurecimento são de 7 em 7 anos.

Agaricus muscarius e a alucinação

Fungo que atinge 4 centímetros de altura e 20 de diâmetro da copa encontrado nas florestas européias, asiáticas e americanas sempre próximo a árvores muito altas. Dele é extraído a muscarina, princípio ativo que é um alcalóide que interage nas sinapses de fibras nervosas.

<u>Similitudes e Sincronicidades</u>

Durante as fases de intoxicação pelo *Agaricus muscarius*, são observadas reações alucinógenas típicas de intoxicação que leva a delírios ou embriaguez: estados de excitação extrema alternados por medo e depressão; exaltação religiosa alternada por raiva e revolta; megalomania alternada por imbecilidade: características de desequilíbrio provocado por aspectos tensos por ambos os regentes do signo de **Peixes: Júpiter e Netuno.**

Por isto que, em doses homeopáticas, é o remédio fundamental para viciados, alcoólatras e toxicômanos que apresentam os seguintes sintomas:

1)   Egocentrismo e egoísmo grande com variabilidade de humor; audacidade irracional; tendência à desproporção refletidos por qualquer quadratura de Júpiter a astros pessoais (Sol, Lua, Mercúrio, Vênus e Marte);

2)   Dificuldades de raciocínio em trabalhos intelectuais e em leituras, problemas na coordenação motora. O esforço mental causa irritabilidade. O sistema nervoso, além das nossas capacidades mentais e intelectuais são assuntos ligados ao arquétipo de **Mercúrio: Urano e Saturno em conjunção, quadratura ou oposição a Mercúrio.**

Um dos pontos mais cruciais a ser observado é a íntima correlação de Netuno com vícios no mapa astrológico do dependente químico. Netuno é o planeta que simboliza o inconsciente coletivo, o transcendental e a sensibilidade do indivíduo em perceber este universo simbólico e diferente do mundo lógico e racional. Entretanto, a "sombra" netuniana representa a falta de discernimento para diferenciar realidade com fantasia e entregar-se ao escapismo e ao embotamento diante de algum desafio real e concreto do mundo material. Projeções desarmonizadas, delírios, ilusões como "ser incorpóreo", profetizar, cantar, falar incoerentemente são sintomas identificáveis de Netuno em conjunção, quadratura ou oposição aos astros pessoais não analisados e resolvidos de modo a não manifestarem a "sombra" destes aspectos.

"A luz do Sol, o brilho do Sol, ou o Sol agravam Agaricus. Também pioram pela Lua Nova" (Homeopatia metafísica Repertorizada de José Alberto Moreno).

Os aspectos de Netuno (acima) ao Sol simbolizam o bloqueio da energia e do arquétipo representado pelo Sol. Personalidades com esta configuração no mapa astrológico tendem a fantasiar para fugir de sua realidade, preferem ficar no meio de uma densa neblina a se deparar com o brilho e a realidade que o Sol traz. Mas, dentro da realidade solar também se encontra o "ouro alquímico", ou seja, a suprema realização do Self do indivíduo.

Alumina e a lentidão

Óxido de alumínio: composto químico de alumínio e oxigênio, principal componente da bauxita.

Similitudes e Sincronicidades

Como medicamento homeopático, *Alumina* é indicado para indivíduos que manifestam lentidão, principalmente, nos processos intelectuais, de raciocínio, distúrbios de coordenação motora, ou seja, problemas relacionados a aspectos tensos entre **Saturno e Mercúrio**.

Trata-se também de um bom antídoto para envenenamento por chumbo, elemento regido alquimicamente por Saturno de acordo com o Dr. Gerard Anaclet V. Encausse, mais conhecido como Papus.

A paralisia ou paresia, quando estendida ao corpo físico por afecções neurológicas é representada pelo desequilíbrio na influência saturnina sobre a região do corpo físico regida por **Áries (cabeça, cérebro): Saturno em conjunção, oposição ou quadratura a Marte** – astro regente de Áries -; Saturno em Áries conjunto ao Ascendente. Outro sintoma a partir desta configuração planetária é a rigidez que causa a deterioração da mielina do neurônio em casos de esclerose múltipla.

Os aspectos tensos e desafiadores de **Saturno com Marte e com o Ascendente**, independentemente do signo em que estejam presentes, também estão relacionados à debilidade e ao esgotamento físico por qualquer esforço. Ainda sobre os mesmos aspectos entre Saturno e Marte, também estão presentes em situações de medo de facas e objetos pontiagudos, já que estes instrumentos são regidos pelo signo de Áries e pelo planeta Marte.

A dificuldade ou a incapacidade de concentração, dificuldade de tomar decisões, além da confusão mental, provenientes da lentidão intelectual, têm o adendo de **Netuno e**

Urano aos aspectos com Mercúrio:

1) Urano conjunto, oposto ou em quadratura com Mercúrio: Falta de atenção na leitura e nos estudos (distúrbio de atenção), comete erros ao falar (dislexia).

2) Netuno conjunto, oposto ou em quadratura com Mercúrio: Dificuldade de tomar decisões, confusão mental, alucinações.

Ambra grisea e a solidão

O *ambergris* é produzido pelos intestinos do cachalote, provindo da excreção gordurosa de sua vesícula biliar. É obtido no mar, após tempestades em certas regiões distantes das costas de Madagascar e Sumatra.

<u>Similitudes e Sincronicidades</u>

Remédio específico para situações descritas como "drunken" (beberrão): o aposentado sem entusiasmo e motivação que passa o dia em frente à TV. Esquece de tomar banho, barbear-se, isola-se mau humorado e deprimido. Ranzinza, cujo único hobby é o "alterocopismo" com latas de cerveja. O escapismo da personalidade voluntário ou involuntário se realiza através de aspectos netunianos sobre astros pessoais: **Netuno conjunto/oposto/em quadratura aos luminares (Sol e Lua), a Mercúrio, a Vênus e a Marte.**

Quando, além de escapista o indivíduo é deprimido e tende ao isolamento, os aspectos netunianos acima vêm acompanhados de : **Saturno conjunto/oposto/em quadratura com a Lua.**

Os aspectos desafiadores entre Saturno e Lua induzem a sensação de insaciedade e insatisfação, o que provoca o consumo maior de álcool ou outros aditivos inebriantes. A falsa sensação de saciedade e satisfação, por sua vez, também é escapista.

Peixes é do elemento Água e, indivíduos que possuem astros pessoais ou o ascendente neste signo, costumam ser emotivos e sensíveis ao ambiente, especialmente, à música, linguagem simbólica também ligada a Netuno. A sensibilidade ao ouvir qualquer tipo de música também faz parte do repertório deste medicamento homeopático.

Outros aspectos da astrodiagnose correlacionados ao *Ambra grisea*:

1. Saturno conjunto ao ASC: envelhecimento prematuro;
2. ASC em Capricórnio e Saturno em quadratura ou

oposto a Mercúrio: senilidade, perda de memória;

3. Saturno presente nas casas 4 (lar, família, residência) ou 7 (relacionamentos, parcerias): isolamento social, misantropia.

4. Saturno em Gêmeos oposto a Mercúrio em Sagitário/ Saturno em Peixes em quadratura a Mercúrio em Sagitário: pretende ter o conhecimento total e supremo, sem que ninguém lhe ensine nada, nem Deus. Sofre, pois quer pular etapas para chegar ao nível de alta hierarquia intelectual.

5. Saturno em Virgem oposto à Lua em Peixes/ Saturno em Câncer oposto à Lua em Capricórnio : Solidão e nostalgia após mudanças sofridas por fracassos e perdas.

Anacardium orientale e a dualidade

Árvore nativa das regiões tropicais e sub-tropicais que chega a 20 metros de altura, cultivadas pelos seus frutos comestíveis como o caju. A parte usada para o medicamento homeopatizado é a noz em forma de coração, dicotiledônia, noz de caoba, cuja casca é dura, mas o interior é constituído por uma polpa doce.

Similitudes e Sincronicidades

Sua substância homeopatizada é indicada para pessoas que sofrem de forte indecisão, como se estivessem divididos entre duas vontades antagônicas, típica reação desarmonizada de astros como **Sol, Lua e Vênus, ou o Ascendente no signo de Libra**.

O próprio formato de coração da noz, de onde procede o nome (cardium – relativo ao coração) denota uma sincronicidade entre o vegetal e o chakra cardíaco correlacionado a Vênus, regente de Libra.

As pessoas que têm este chakra em desequilíbrio podem lidar com os outros como se estivessem usando uma armadura (máscara superficial dura, impenetrável, anti-social) protegendo sua intimidade extremamente sensível e vulnerável.

Dualidade entre rejeição e aceitação, demonstrando dificuldade nas relações afetivas, problemas de autoestima, podendo desenvolver extremos como a crueldade. As quadraturas entre Saturno e o Sol; Saturno e Vênus; e Saturno e Marte representam estas reações.

Nos períodos de muita ansiedade, acredita ter dupla personalidade como se estivesse dividido entre o Bem e o Mal: **Urano conjunto, em quadratura ou oposto a Mercúrio ou ao Ascendente.**

Paranóia de perseguição, a tendência a blasfêmias e injúrias: **Netuno em quadratura a Mercúrio; Plutão conjunto, em quadratura ou oposto a Mercúrio.**

Antimonium crudum e o romantismo

Antimônio: usado regularmente em ligas metálicas e semicondutores. Obtido pela primeira vez pelo monge e alquimista Basílio Valentim no século XV (*A Carruagem Triunfante do Antimônio*). Considerado o lobo cinzento do processo alquímico que devora o rei, alegoria cujo significado é a purificação do ouro.

Similitudes e Sincronicidades

O sacrifício (sacro ofício) típico dos monges em busca de um ideal espiritual é comparável ao sofrimento dos indivíduos que idealizam o amor. A vida monástica tem como objetivo primordial a purificação da mente, do corpo e do espírito, a fim de obter-se este ideal sutil. Considerado pela Alquimia "o primogênito de Saturno", o antimônio purifica o ouro lentamente, através dos ciclos da ferramenta de seu pai Chronos ou Saturno, ou seja, o Tempo. Em outras palavras, o ouro (Sol ou Self) é obtido por meio do sofrimento purificador e da eliminação das máscaras do Ego ao longo da vida.

Idealização romântica e sacrifícios abnegados têm em **Netuno e Peixes** suas correspondências arquetípicas: **Lua ou Vênus em Peixes ou em contato com Netuno** leva à idealização e devoção a um sonho que nunca é concretizado. A dedicação e o sacrifício não são recompensados, por isto o sofrimento, o sentimento de infortúnio e a extrema sensibilidade.

Antimonium crudum é o medicamento apropriado para transtornos e desapontamentos amorosos, dificuldades e decepções nas relações afetivas que tornam o indivíduo desesperançoso. A quadratura de **Saturno em Sagitário com Vênus em Peixes**, por exemplo, é aspecto típico da donzela que aguarda o príncipe encantado ou acredita em sua revelação após beijar o sapo.

A sensibilidade inerente aos idealizadores e românticos é aumentada à luz da Lua, astro que representa, dentre outras coisas, a psique, as emoções e o humor do indivíduo. A Lua nos signos de Peixes e de Câncer, principalmente em contato com o Ascendente, indica sensibilidade direta com os ciclos deste luminar.

Trata-se de indivíduos que lembram as principais personagens e escritores do Romantismo que sofrem pela pessoa amada, pois idealizam-na. Gostam do mundo artístico, simbólico e metafórico dos versos e da música, outros arquétipos ligados a Netuno e Peixes: Netuno em Sagitário em quadratura com a Lua em Peixes, ou ainda, Netuno conjunto a Vênus em signos de Fogo (Áries, Leão e Sagitário) são configurações muito próximas aos ideais dos romances de cavalaria e às fantasias cinematográficas.

Podem manifestar sintomas antagônicos: por um lado, a personalidade sensível e emotiva, romântica e amorosa; por outro, mau humor e tendência à obesidade. Aspectos desarmônicos entre **Júpiter e a Lua envolvendo signos de Fogo ou Água** podem deflagrar compulsões e alterações constantes de humor.

Quando o mau humor se torna irritadiço ao toque físico, à carícia ou quando a pessoa é mimada ou egocêntrica, o Sol e Saturno podem estar envolvidos em aspectos com o ascendente, principalmente, a conjunção.

Argentum nitricum e o pânico

Nitrato de prata usado em jóias e ornamentos diversos. Metal alquimicamente ligado à Lua.

Similitudes e Sincronicidades

Tendência a desenvolver a síndrome do pânico: medos infundados que levam o indivíduo a isolar-se, abstrair-se da realidade, posicionar-se próximo a saídas de cinema, avião ou ônibus etc. Este tipo de medo que leva ao pânico está ligado à sombra do signo de **Peixes ou aspectos de Netuno com astros pessoais**. Ilusões de expansão que podem disfarçar medos ou pânicos, mas distorcem a percepção intuitiva ao invés do real contato com o plano astral. O plano astral ou com o inconsciente coletivo fazem parte do arquétipo netuniano ou pisciano:

Ascendente em Peixes ou Netuno conjunto ao Ascendente: extrema sensibilidade em perceber energias sutis no ambiente. Costuma ser "esponja psíquica", pois sua sensibilidade é vulnerável à invasão energética.

Lua em Peixes: sensibilidade emocional e psíquica que necessita de proteção e reciclagem energética; tende a estados de pânico, isolamento ou escapismo mediante situações traumatizantes.

Netuno em quadratura com astros pessoais (Sol, Lua, Mercúrio, Vênus e Marte): sensibilidade energética e psíquica; confusão mental; escapismos e tendências a fantasiar situações mediante possíveis ataques ou ameaças.

Agorafobia: medo de espaços abertos, pois a falta de limites representa desproteção e abandono. Este sintoma, juntamente com o medo de altura e o biótipo envelhecido, aparência abatida e enrijecida são típicos do indivíduo com aspectos entre astros localizados nos signos de **Câncer e Capricórnio**, opostos complementares: como exemplo, a oposição entre Saturno em Câncer e a Lua em Capricórnio, sendo um dos astros em conjunção ao ascendente.

Para não perder o controle ao entregar-se a crises que provocam medo ou pânico, cria uma série de hábitos ritualísticos repetitivos e complexos na tentativa de lidar com a própria ansiedade: **Plutão conjunto a Mercúrio; Saturno em Peixes oposto à Lua em Virgem.**

Sentimento de abandono que pode ser advindo de algum trauma de nascimento ou problemas de relacionamento com a mãe. A Lua no mapa natal representa nosso relacionamento primário com a mãe, que poderia estar passando por alguma crise ou perda durante a gestação e o nascimento do indivíduo: **Lua em Capricórnio; Plutão ou Saturno em conjunção, oposição ou quadratura à Lua.**

Ansiedade por antecipação especialmente por causa de compromissos com hora marcada (Saturno-Chronos-Tempo). Tem expectativa negativa e de fracasso, como medo de fracassar em testes ou exames: Saturno em conjunção, quadratura ou oposição ao Sol ou a Mercúrio.

Arnica montana e o trauma

Herbácea com cerca de 60 cm de altura, a *Arnica montana* tem como *habitat* os solos ácidos das montanhas do planalto europeu.

O nome "arnica" significa "pele de cordeiro", aludindo ao tato de suas folhas suaves e peludas.

<u>Similitudes e Sincronicidades:</u>

Desde a Idade Média, ela é utilizada pela medicina popular nos casos de traumatismos diversos, choques, pancadas, acidentes e ferimentos. Sua essência ou extrato, além de suas flores, é de um intenso amarelo ouro (Sol). O vigor e a energia criativa solar resistem às intempéries da "vida dura" da planta nas montanhas geladas da Europa. Capricórnio e seu regente, Saturno, representam arquetipicamente lugares altíssimos e de difícil acesso.

Os aspectos desafiadores e karmicos entre **Saturno e o Sol** estão presentes em mapas de nascimento de pessoas que sentem esta "dureza" da vida, sentem-se alquebrados e até a cama lhes parece dura. Por isto, necessitam do amarelo ouro da *Arnica montana* para sobrepujar os golpes e traumas ao longo de sua vida, especialmente, os emocionais. Paracelso, em sua *Botânica Oculta*, correlaciona Arnica ao Sol.

Os traumas advindos, principalmente, de agressões, choques e perdas que geram como consequência profunda mudança comportamental no indivíduo, estão ligados a **Plutão**. Sonhar com a própria morte e apresentar medo da mesma, também são atributos plutonianos, seja no mapa natal ou por trânsito planetário.

Os aspectos desafiadores – conjunção, quadratura e oposição - de Saturno e Plutão com o Sol, se não bem observados e harmonizados terapeuticamente, podem tornar o indivíduo rude e dominador como uma espécie de reação de seu mecanismo de defesa inconsciente contra possíveis agressões ou golpes vindos de outros. Este indivíduo tenta isolar-se e se tornar auto-suficiente.

O medo do fracasso e a ilusão de sentir-se inútil e insignificante, sem brilho, que acarretam depressão física e moral, também são advindos do contato tenso entre Saturno ou Plutão e o Sol. Neste caso, além da energia vibracional da *Arnica* homeopatizada, se faz necessária uma investigação mais profunda no relacionamento do indivíduo com sua figura paterna, além do estímulo de seu chakra do plexo solar com cristais solares (citrino ou olho-de-tigre, por exemplo). Outra opção que pode potencializar o tratamento e sutilizar o efeito antidepressivo e anti-traumático é a utilização do floral de Saint Germain <u>Arnica silvestre</u>. A Arnica silvestre (*Solidago microglossa*) é cultivada no Brasil. Suas flores também têm a mesma tonalidade de amarelo ouro da *Arnica montana*.

Arsenicum álbum e o controle autodestrutivo

"Anidro arsenioso ou óxido branco de arsênico é um semimetal, elemento químico sólido, cristalino, acinzentado ou como pó branco sem odor, com aspecto de açúcar. " (*MM Interpretada*, Brunini e Giorgi)

Sal de arsênico pode ser obtido por meio de combustão do arsênio sulfuro de ferro (método de Hahnemann).

Na Idade Média, os romanos o usavam para envenenamento. Até o presente, é uma substância encontrada em venenos contra infestações de roedores e insetos.

É encontrado como poluente ambiental na água, solo e ar.

Similitudes e Sincronicidades:

Esta substância mineral está fortemente ligada à "sombra", ou seja, ao desequilíbrio no contato temático ou arquetípico do signo de **Virgem**: excesso de detalhismo e perfeccionismo como a "aparência impecável" que conduz à ansiedade, à obsessão por limpeza, até a extremos como a anorexia. No corpo físico, sua atuação fisiológica enfatiza o tubo digestivo como tropismo, sistema relacionado também ao signo de Virgem, em especial, os intestinos devido ao seu potencial seletivo e aos neurotransmissores presentes nestes órgãos.

A dinâmica miasmática é decorrente da distorção morfogenética na manifestação de temas virginianos por não colapsar de forma consciente seu potencial de possibilidades e deflagrando a angústia de não haver cumprido suas obrigações ou deveres.

A progressão para a destrutividade (luetismo miasmático) insere **Plutão** como agente de mudanças e transformações do indivíduo que distorceu o tema virginiano: resistiu às mudanças plutonianas, inconscientemente recorreu ao controle excessivo e sofre pelo perfeccionismo nunca atingido. Torna-se, então obsessivo, maníaco – ambas manifestações plutonianas negativas - até chegar ao ponto de doenças autodestrutivas como o câncer, sintoma físico que tem seu significado revelado durante ou após ciclos plutonianos cujas possibilidades não foram colapsadas e o salto quântico do indivíduo bloqueado por sua resistência a mudanças, perdas e transitoriedades naturais da vida humana.

Quando ocorre esta progressão da psora para o luetismo sem o colapso com as possibilidades arquetípicas do signo de Virgem? Exatamente no momento de eventos como os ciclos de Plutão sobre astros do mapa de nascimento que possibilitam as mudanças profundas, na maioria das vezes, mal vistas pelo ser humano com a ilusória segurança de ser o controlador de todos os processos em que está inserido. O ponto de vista distorcido diante das mudanças plutonianas é a causa de medos, resistências, sentimento de perda, falência e sintomas destrutivos como o câncer e doenças auto-imunes. Qualquer apego à rotina e a resistência ao "novo" ou diferente deflagra um dos desequilíbrios de Virgem.

O questionamento da utilidade transcendente do "fazer" seria uma bela forma de abstrair o sujeito da dualidade "sujeito-objeto", levá-lo para a temática oposta do signo de Virgem, ou seja, a transcendência inerente ao signo de Peixes e inserir os questionamentos sobre o "fazer" e o objeto de seu trabalho, perfeccionismo ou mania de limpeza. Esta seria a conduta terapêutica juntamente com a substância homeopatizada do *Arsenicum album*.

A destrutividade e a agressão são outras características que envolvem **Plutão e Marte** durante aspectos conflituosos entre si. Ambos estão ligados ao chakra raiz do indivíduo (Muladhara). Portanto, o descontrole de seus instintos é a razão para a cólera, ironia, críticas e outros sintomas emocionais que não condizem com o correto funcionamento do chakra em questão, cuja pulsão de vida e da sobrevivência, além da criatividade, gera a libido, não a pulsão de morte e autodestruição.

O símbolo do *Arsenicum album* ou o arquétipo do signo

de Virgem em perfeito estado de harmonia e realização de potenciais é o bom profissional especializado, excelente trabalhador feliz e satisfeito com sua carreira, que se previne contra doenças devido a bons hábitos disciplinares e boa higiene. Não se desarmoniza diante de qualquer ciclo plutoniano que pode conduzir a mudanças muito profundas, atingindo irremediavelmente sua rotina. Transcendeu, pois apesar da destreza no mundo profissional exigido pelo materialismo científico, ele intercala o "fazer" com o "ser" e desenvolveu sua intuição combinada com sua forte tendência racional. Entende que a prevenção e o perfeccionismo devem ser do espírito ou mônada quântica que não é submetida às dimensões "espaço x tempo" e que o mundo molecular está submetido à Incerteza. Percebe que a preocupação ou a ansiedade por antecipação, a necessidade obsessiva de segurança quanto a seus valores materiais são injustificados. Se satisfaz com sua aparência e, mesmo tendo o signo de Virgem em seu Ascendente, não recai em críticas e autocríticas quanto ao corpo físico, limpeza, podendo degenerar em doença como, por exemplo, a anorexia nervosa.

A transcendência que pode ser praticada interrompendo regularmente seus afazeres e serviços com momentos de contemplação ou meditação irão transmutar sua excessiva sensibilidade sensorial - principalmente em casos de Mercúrio domiciliado em Virgem – para a sensibilidade paranormal ou psíquica, resolvendo seus temores e ansiedades por antecipação causados pela insegurança de alguém que tende ao ceticismo e não confia na providência e na espiritualidade.

Artemisia abrotanum e a alimentação

Herbácea, perene, pode chegar a 1,5m de altura. Nativa da Europa e Ásia. De suas folhas, extrai-se a substância usada contra a malária.

<u>Similitudes e Sincronicidades:</u>

Etimologicamente, seu nome vem de Arthemis, deusa grega irmã gêmea de Apolo, que nasceu antes dele e ajudou sua mãe, Leto, no parto. Deusa consagrada à Lua e invocada nos partos difíceis.

Sobre deusas lunares:

Arthemis representa a proteção e as fases lunares. Está impressa no arcano maior do Tarot de Crowley (Sacerdotisa): poderes psíquicos e mistérios femininos.

Deméter representa o arquétipo da mãe nutridora, cujo rapto da filha Perséfone deu origem às estações do ano de acordo com os ciclos da Natureza de morte e renascimento.

Paracelso também atribuiu esta planta à **Lua** e recomendava sua infusão em caso de problemas estomacais, no fluxo menstrual, além de facilitar o parto.

Por isto é a substância homeopatizada indicada para a desnutrição ou a não assimilação do alimento. A alimentação, a nutrição, a proteção são possibilidades da Grande Mãe, ou seja, o arquétipo ligado ao signo de **Câncer, cujo astro regente é a Lua**. Acredito que esta desnutrição vai além da falta do alimento para o corpo físico. O sentimento de carência afetiva e a falta de cuidados como proteção e acolhimento também têm sincronicidade com a Artemísia.

O apetite não saciado gera ansiedade que pode desencadear depressão posteriormente. O biótipo do emagrecimento e do envelhecimento precoce têm em **Saturno** o seu referencial, pois é o astro das restrições e dos limites. Portanto, Saturno na quarta casa da mandala astrológica de nascimento pode fazer aspecto desafiador (90º) ao Ascendente e originar o biótipo. O Ascendente representa a troca energética com outros microcosmos, a quarta casa é o lar: restrições na infância, carências em vários níveis, inclusive no emocional podem afetar a aparência física e levar o indivíduo a uma atitude mais ansiosa ou depressiva diante dos estímulos do mundo externo ou em relação a outros microcosmos (indivíduos).

A depressão e o mau humor são estados doentios provocados pelas possibilidades não colapsadas no contato entre Saturno (restrições, limites, bloqueios) e a Lua no mapa astrológico de nascimento. Além do mais, estes aspectos de Saturno com o Ascendente ou com a Lua podem se transformar em supressão, ou seja, energia destrutiva incubada que dá origem a metástases.

Aurum metallicum e a individuação

O ouro ("aurum" = brilhante em latim) é conhecido desde a Antiguidade e é utilizado na confecção de jóias, na indústria e na eletrônica, bem como investimento em reserva de valor. Metal brilhante e amarelo, maleável, dúctil. O ouro puro é extremamente mole para ser usado. Por isto, é endurecido com cobre e prata formando liga metálica. Nas infinitesimais doses homeopáticas porém, ele é utilizado na sua forma pura, tal qual o ouro pulverizado usado pelos médicos árabes, de acordo com Hahnemann.

Similitudes e Sincronicidades:

Trata-se do "rex metallorum" dos alquimistas. Geber (Abu Musa Jabir ibn Hayyan), na "Tradição da Alquimia" o define: *matéria que alegra e conserva o corpo juvenil.*

Serapion, o Jovem (séc. X) recomendava-o *"ouro pulverizado é útil em melancolia e fraqueza do coração".*

Tradicionalmente, o ouro é usado como símbolo de nobreza, realeza, ostentação e destaque. Também é o metal que os alquimistas, metaforicamente, pretendiam obter a partir da manipulação do chumbo. E aí está uma grande lição da sabedoria alquímica: segundo o médico e ocultista Gèrard Anaclet Vincent Encausse (Papus), baseando-se nos ensinamentos de alquimistas como Paracelso, o ouro é o metal atribuído ao **Sol**, assim como o chumbo é atribuído a Saturno. Na Astrodiagnose, melancolia e depressão podem ser consequências da dificuldade em se enfrentar desafios diante de aspectos desafiadores entre **Saturno e o Sol**, tanto no mapa astrológico de nascimento como em ciclos planetários.

Portanto, a transformação alquímica do chumbo em ouro simboliza a parte do processo de individuação onde o indivíduo reconhece o seu valor, seu propósito de vida e começa a identificar seu Self mediante possibilidades que surgem durante ciclos saturninos, quando é difícil remover o peso e as restrições do chumbo, invólucro que conduz o ser ao pessimismo e à depressão.

O signo de **Leão e seu astro regente, o Sol**, são compatíveis energeticamente com a auto-expressão, a vitalidade, o brilho e a vivacidade. É o signo da criatividade e, tudo aquilo que criamos representa parte de nós mesmos, desde uma peça de artesanato ou uma canção, até um filho. Por isto que amamos nossas criações. Quando a auto-estima do indivíduo está muito baixa, ele tende a anular-se até – em casos mais extremos – apelar para o suicídio. Vários acontecimentos podem acionar este bloqueio da nossa auto-estima e luz interior como fracasso afetivo, profissional, constante revisão dos erros do passado que nos conduzem para o estado melancólico.

O tropismo pelo sistema cardiovascular também encontra eco nos antigos ensinamentos de Hiparco, além das mais recentes pesquisas do rosacruciano Max Heindel que atribuem ao Sol e a Leão a correspondência com o coração, a aorta e a veia cava.

Aqueles que, além da depressão, também desenvolvem a raiva, o sentimento de culpa e o sofrimento por qualquer perda, e têm dificuldade em expressar estes sentimentos podem ter em seu mapa de nascimento **Saturno no signo de Leão fazendo aspecto supressor com Marte em Escorpião**, por exemplo, que leva a restrições e medo em expressar suas atitudes instintivas ou emocionais. Saturno localizado no signo de Leão desafia o indivíduo a reconhecer e projetar o arquétipo paterno ou da autoridade. Na ausência da figura paterna ou, até mesmo, no excesso de autoritarismo da mesma, o indivíduo tende a supervalorizar seu ego e projetar máscaras. Durante esta projeção e valorização do ego, torna difícil o reconhecimento do self, da mônada quântica ou da alma, que é a essência do ser. Diante deste desequilíbrio, o indivíduo está bloqueado para manifestar seu verdadeiro "Eu Sou" e revela desconforto, insegurança, agressividade, culpa e outras reações doentias.

Aurum metallicum restabelece seu Sol e brilho interno, transmuta os medos e inseguranças no puro ouro de seu Self, transformando o indivíduo em um ser mais íntegro, sem culpas e restrições.

Restabelecendo seu arquétipo interno representado pelo signo de Leão, o indivíduo valoriza a si mesmo e aos outros readquirindo auto-estima, podendo conectar-se através do Amor com outros indivíduos, pois seu chakra cardíaco voltou a seu padrão de vibração graças ao *Aurum metallicum*.

Baryta carbonica e o Tempo

Carbonato de bário é um composto químico que ocorre em veias de minério de chumbo. Utilizado na fabricação de porcelanas, vidros, pigmentos, pesticidas. É a "witherita", carbonato do grupo aragonita.

Similitudes e Sincronicidades:

A substância homeopatizada é recomendada para aqueles que sofrem de senilidade precoce ou qualquer tipo de disfunção no desenvolvimento mental, emocional, psíquico e físico. Todas as situações que envolvem retardo, limites e descompasso no desenvolvimento humano estão envolvidas com **Saturno**: o Senhor do Karma e do Tempo. Nosso mapa astrológico de nascimento é um resultado karmico e representa nosso estágio de desenvolvimento ao longo das nossas vidas ou encarnações das nossas mônadas quânticas até a existência atual. O desafio karmico imposto por Saturno compreende limites e obstáculos para o indivíduo superar e dar o salto quântico rumo a outro estágio evolutivo. Também faz parte dos ciclos saturninos a superação de medos, traumas e inseguranças típicos dos aspectos desafiadores deste astro.

O metal associado a Saturno é o chumbo em cujos minérios é encontrado o carbonato de bário. O bloqueio no desenvolvimento psíquico e mental, quando pessoas idosas começam a agir como crianças, é simbolizado pelo contato entre **Saturno e Mercúrio** no mapa de nascimento ou por trânsito. Mercúrio corresponde à mente, à mobilidade e motricidade física, e ao intelecto individual. *Baryta carbonica* pode minimizar este bloqueio atuando no retardo, na insuficiência de comunicação e na dificuldade em concentração mental, tornando a mente mais flexível e o acesso aos processos intelectivos, mais fluentes.

A dificuldade em adaptar-se na sociedade, profissionalmente ou, até mesmo, em seu ambiente familiar sintetiza o contato de Saturno com o Ascendente a partir de outros pontos cardinais do mapa astrológico relativos à família (casa 4), relacionamentos (casa 7) e *status* profissional (casa 10). O isolamento antissocial também é promovido por estes aspectos mencionados quando não reconhecidos e analisados sob o aspecto terapêutico holístico.

A dedicação e meticulosidade em torno de alguma tarefa repetitiva como se fosse um mecanismo de defesa que evita o contato com seu próprio conteúdo psíquico ou emocional é também atributo do contato entre Saturno e Mercúrio, mas levando-se em conta a localização de Saturno na 12ª casa e Mercúrio na 6ª, opostos promovendo a dualidade entre o mundo prático e rotineiro (casa 6) e o transcendente ou inconsciente (12). O medo e a insegurança em acessar os conteúdos inconscientes provoca a obsessão por rotinas e trabalhos com excessivos detalhe e organização. A tarefa rotineira produz o efeito ilusório de autocontrole.

A apoplexia e a perda da vitalidade são advindas do contato entre **Saturno e Marte**, quando o indivíduo não consegue recuperar seu potencial energético, privou-se de seus instintos, vontades ou desejos, chegando aos limites da regressão afetiva e da misantropia. A atrofia dos órgãos sexuais e a falta de libido são sintomáticos.

Baryta carbonica pode ajudar na prevenção contra doenças degenerativas como a arteriosclerose ou, até mesmo, o mal de Alzheimer, cuja tendência pode ser identificada através do contato entre Saturno e Mercúrio e/ou Saturno e Marte tanto no mapa natal como por trânsito durante idade avançada. Além do uso desta substância homeopatizada, o indivíduo deve desenvolver práticas de concentração como algumas técnicas de meditação a fim de assegurar o foco mental, evitar desorientação e saber lidar com estados emocionais extremos como a raiva, por exemplo.

No corpo físico, a garganta, em especial as amígdalas são órgãos vulneráveis neste tipo de personalidade. O chakra laríngeo que tem uma conexão energética especial com esta região também deve ser equilibrado pelo *Baryta* e por terapias auxiliares como o uso de pedras azuis tais como a turquesa e o lápis lazuli nesta região do corpo físico. O propósito é exercitar o intelecto, a troca de informações e o aprimoramento mental promovendo relacionamentos com pessoas com ideais afins. O chakra laríngeo também tem analogia arquetípica com Mercúrio, pois refere-se à nossa expressão verbal de ideias e pensamentos.

Atropa Belladona e a Kundalini

Planta do gênero *Atropa* nativa da Europa, norte da África e Ásia ocidental. Encontrada em solos úmidos, calcáreos, profundos e ricos em nitrogênio, pois sua raiz chega a um metro de comprimento. É da família das solanáceas, arbustos cujos frutos têm a aparência de cerejas escuras que concentram os alcaloides atropina, hiosciamina e escopolamina. Toda a planta (semente, raiz, caule, folhas, flores e frutos) é extremamente venenosa. Entretanto, em dosagem e concentração específicas auxilia o oftalmologista no exame paralisando e dilatando a íris do olho.

<u>Similitudes e Sincronicidades:</u>

Atropos é uma das três Moiras, deusas da mitologia grega responsáveis pelo destino humano, tecendo, medindo e cortando o fio da vida. Clotó representa a lua crescente e é a fiandeira que tece o começo da vida e de sua onda de possibilidades; Laquésis, a medidora, é a lua cheia que colapsa as possibilidades em fatos e oportunidades. Já Atropos, a minguante, desfere o término ao cortar o fio da vida.

Em 1700, foi Linnaeus quem denominou esta planta *Atropa belladona*, pois as mulheres a utilizavam desde a Idade Média nos olhos para dilatar as pupilas na intenção de se tornarem mais atraentes (bella donna = mulher bela). Também na Idade Média, a beladona fazia parte do "unguento das bruxas" que era aplicado sobre a pele, causando estados alterados da consciência como alucinações sobre estar voando por lugares surreais e outras experiências fantásticas. Muitos dos que prepararam o tal unguento acabaram nas fogueiras da Inquisição.

Paracelso atribuiu à beladona a similitude com o signo de **Escorpião** e indica uma fórmula contendo suas folhas secas e trituradas misturadas ao açafrão e à cânfora como poderoso perfume para afugentar as "larvas do astral".

A analogia entre a beladona e Escorpião por Paracelso define uma das características deste medicamento elaborado a partir da diluição homeopática do seu princípio ativo cujo efeito é o autocontrole em surtos de raiva, violência e destruição. As "larvas do astral", de acordo com Paracelso, são elementos que afetam a psique ou a alma do indivíduo por meio de ataques a seu corpo energético ou astral, provocando a mesma perda de controle por meio de obsessões e alucinações durante estados delirantes. A energia estável do signo de Escorpião requer a compreensão das mais profundas emoções humanas e a percepção de seu poder de transformação. A sexualidade faz parte do arquétipo escorpiônico e induz ao desenvolvimento do nosso maior poder energético que é a Kundalini. Sabendo despertá-la, podemos nos tornar conscientes do nosso propósito de vida e atingi-lo com saúde mental e física. Utilizando este poder de forma abusiva ou desequilibrada, nos tornamos vítimas de um destino controlado pelas Moiras e fugimos da nossa participação diante do livre arbítrio. O extremo das profundas emoções não elaboradas expressam a sombra de Escorpião: raiva, descontrole e destrutividade.

Também faz parte do arquétipo escorpiônico o desejo de entender o oculto, o desconhecido, os portais da Morte. Mas, para isto, o mago em busca deste conhecimento deve recorrer sempre à luz e à consciência, sem perder-se no meandro da manipulação, dos vícios e enganos que o levam a queimar no fogo eterno infernal onde ameaçadores cães ou lobos negros o espreitam – alucinação cuja angústia pelo medo da punição o encaminha a seitas e religiões extremistas como mecanismo de defesa contra sua força kundalínica mal processada.

O medo da morte ou da putrefação após a morte também são características do desequilíbrio de Escorpião que resiste às perdas e mudanças naturais do ciclo vital assim como o incessante ciclo lunar (Moiras).

Portanto, na prática, o medicamento homeopático atua no sistema nervoso reduzindo a excitação extrema, alucinações e delírios violentos com possibilidade de acessos de fúria. A sensibilidade e o poder do mago que busca o saber oculto acaba se perdendo e a disciplina aliada ao auto-controle, dissipada. Outro fator que leva o mago a perder o controle, pois nem tudo pode ser manipulado e conduzido conforme sua vontade, é a doença física que também representa uma situação que o subjuga e limita. Acaba se tornando um "anjo na saúde" e um "demônio na doença".

Reações como bater com a cabeça, arrancar os cabelos ou, até mesmo, apresentar piora nos sintomas mentais por causa de um simples corte de cabelos envolvem os dois astros regentes de Escorpião: **Plutão e Marte**. Quando ambos estão em aspecto conflituoso, tenso e desafiador no mapa astrológico de nascimento, a tendência é o indivíduo incauto desenvolver reações impulsivas, repentinas, instintivas, violentas e muito destrutivas e que perdem o controle ao menor sinal de contrariedades ou algum revés. Podem chegar a agredir os outros fisicamente, principalmente, se o aspecto entre Plutão e Marte envolver o Ascendente. Marte também é regente do signo de Áries, concernente à cabeça no corpo físico (sistema nervoso, cabelo, cérebro etc). Irritabilidade, hipersensibilidade à dor e cefaleia também correlacionam Marte à beladona.

As amigdalites e outras inflamações na garganta são consequências do desequilíbrio do chakra laríngeo. A confusão mental originada por um sistema nervoso em mau funcionamento acarreta problemas na expressão verbal e na organização mental, principalmente, na expressão de sentimentos e necessidades que é um assunto intenso e profundo para o signo de Escorpião. Os problemas na garganta fazem parte apenas da manifestação física de uma desarmonia ainda maior em níveis mais sutis.

Bryonia alba e a insegurança

Planta trepadeira de origem européia que cresce em bosques. Utiliza-se a raiz, que é venenosa, para obter-se a tintura mãe.

Gregos e romanos a usavam para o tratamento contra epilepsia, vertigem, gota, histeria.

Similitudes e Sincronicidades:

Paracelso, além de atribuir *Bryonia* a **Mercúrio,** a indicava para problemas na garganta, peito e ventre. Também afirmava que a planta afastava raios colocando ramos da mesma nos 4 pontos cardeais do cômodo.

Assim é o indivíduo que necessita do medicamento *Bryonia alba* para se equilibrar: ele busca proteção a qualquer custo, evita movimentos e mudanças, pois não confia no futuro, não confia na providência. O receio de que algum raio caia sobre si reflete o medo de ser objeto de castigo dos deuses. Na mitologia grego-romana, Júpiter ou Zeus – o deus dos deuses no Olimpo - lançava raios quando estava zangado ou queria vingar-se de alguém.

Esta planta trepadeira precisa de outra planta ou sistema biológico para parasitar, assim como o indivíduo também manifesta a dependência por outra pessoa, por um emprego ou pelo acúmulo de bens materiais, já que ele não confia na providência ou em um poder maior. O medo do futuro é consequência da insegurança do presente, ele teme perder o que acumulou. Precisa viver numa estrutura inerte com a pseudo-sensação de estabilidade. Esta necessidade de refugiar-se em um "porto seguro" os leva a manter-se em situações estagnadas com constantes promessas e preparações para o futuro.

Astrologicamente, pode-se deduzir que pessoas que necessitam terapeuticamente de *Bryonia alba* são aquelas que possuem conflitos no eixo Câncer-Capricórnio ou entre a casa 4 e a casa 10. Câncer e sua correlação com a 4ª casa astrológica representam o passado, a família, a criação e o referencial de "lar" para o ser humano. Já Capricórnio e a 10ª casa representam o futuro, os planos e o reconhecimento pela busca individual do sucesso. Os signos e as casas fazem parte de arquétipos e situações complementares – passado e futuro; lar e busca pelo sucesso.

A presença de astros como o **Sol e Júpiter em Câncer ou na 4ª** casa podem causar esta espécie de escapismo nostálgico, pois o passado foi mais confortável e agradável. Capricórnio, Saturno ou, até mesmo, Marte na 10ª casa trazem referências de que conquistar um "lugar ao Sol" no "mundo lá fora" demanda sacrifícios, luta (Marte), paciência e perseverança. Melhor permanecer na segurança da zona de conforto existente e não investir em novas conquistas e em sonhos para o futuro.

Há aqueles que movimentam-se no sentido de cercar-se de segurança a nível material, acumulando bens e recursos para prevenirem-se de eventuais desastres (raios) e fracassos, não confiam nem acreditam na providência, mas na justiça jupiteriana cruel e fatalista. Esta obsessão por acúmulo por meio do trabalho ou dos negócios é atributo de Saturno em Touro – o medo da perda faz com que o indivíduo invista em todo o tipo de símbolo de *status* e segurança a fim de prevenir-se para o futuro e acaba se tornando avarento, apegado aos bens e pechinchador, pois sua escala de valores está corrompida pela sua insegurança.

As manifestações no campo físico do desequilíbrio de *Bryonia alba* se concentram na região do chakra laríngeo – garganta – e nas regiões regidas pelo planeta Mercúrio (Paracelso): sistema respiratório (tosse) e nervoso (dores agudas insuportáveis).

As Calcáreas: Temperamentos Hipocráticos E Astros

Os medicamentos constitucionais da Homeopatia são tratados aqui como vetores do desenvolvimento humano ao longo de sua existência e de seus desafios miasmáticos. Percebo que existe uma enorme tendência da sociedade atual luética-fluórica de catalisar o conhecimento em algo mais superficial e instantâneo, "alopatizando" a Homeopatia e emitindo fugazes recomendações de *Calcarea carbonica* para emagrecer ou *Calcarea phosphorica* para uma pessoa com aparência frágil que está gripada. Mas a Substância Primordial e a Teoria Quântica sempre nos convidam a sermos mais lúcidos e intuitivos, e a observar dos mais variados ângulos que a Natureza nos permite para, finalmente, promulgarmos alguma espécie de conclusão, diagnóstico ou julgamento. Esta conclusão também deve levar em consideração o princípio hermético da vibração: *"Nada está parado; tudo se move; tudo vibra."* ou da não-localidade quântica: não desejo que, ao ler este trabalho, alguém se classifique ou classifique qualquer pessoa rigidamente em qualquer das constituições ou temperamentos. Nas mais variadas vivências aqui na Terra, experienciamos inúmeras doenças em níveis espirituais, mentais, emocionais e físicos o suficiente para compor uma complexa morfogênese. A partir do mapa astrológico ou da dinâmica planetária conseguimos identificar esta complexidade e compor nossas características temperamentais, tendências e vulnerabilidades, além do potencial de cura que se inicia pelo autoconhecimento. Mas, tudo está em constante movimento, os planetas e, pela sincronicidade, nossa onda de possibilidades. Estar atento, perceptivo para as mudanças é função do observador consciente. Cura-te a ti mesmo mas, antes, conhece-te a ti mesmo.

Calcarea carbonica

Temperamento: Linfático
Astros: Lua e Netuno

O mineral é oriundo de um animal: trata-se do carbonato de cálcio extraído pela trituração da camada média da concha de ostras.

Similitudes e Sincronicidades:

A ostra, assim como todos os moluscos e crustáceos que dispõem de um exoesqueleto, representa a necessidade canceriana (caranguejo) de proteção pelo uso de camadas ou carapaças para se resguardar contra ameaças externas ao seu interior mole e sensível. Estas camadas externas são análogas às camadas de gordura na obesidade mórbida, por exemplo, quando a pessoa não consegue lidar com sua própria sensibilidade frente às agressões externas, ou é muito insegura e carente de afeto.

A Lua – astro regente do signo de Câncer – no nosso mapa de nascimento representa nossas necessidades, o que precisamos para nos sentirmos seguros, plenos e confortáveis. Também indica nosso potencial emocional e o quanto somos, ou não, resistentes à agressividade e a ataques psíquicos. São as pessoas de temperamento linfático, ou seja, ultra sensíveis, tomadas por pressentimentos e carentes de proteção que tendem à passividade e à imobilidade chegando à apatia: a proeminência da Lua ou de Netuno no mapa de nascimento potencializa a sensibilidade, a vulnerabilidade emocional e psíquica podendo torná-las inseguras, lentas nas atitudes e decisões. Por isto é um medicamento voltado às instabilidades típicas do temperamento linfático – as defesas do organismo estarão vulneráveis quando o corpo emocional e mental é vulnerável a pressentimentos, medos e à angústia que ameaçam seu constante estado de precaução e prevenção. Em resumo, são indivíduos altamente vulneráveis às doenças psicossomáticas.

Indivíduos de constituição carbônica ou temperamento

lifático devem ser analisados e astrodiagnosticados a partir de sua infância, principalmente mediante sua relação com a figura materna que também é representada pela localização e aspectos da Lua no seu mapa natal. Mitologicamente, a maternidade e a proteção são arquétipos relacionados à deusa Ceres ou Deméter – deusa greco-romana da fertilidade, maternidade e agricultura. Sua filha, Perséfone, foi raptada pelo deus dos infernos, Hades ou Plutão, arquétipo planetário correlacionado ao miasma do luetismo, que destruiu o paraíso da abundância e proteção de mãe e filha. Isto fez com que Ceres, em sua melancolia por causa das saudades que sentia, retirasse os nutrientes e a fertilidade dos campos condenando a Humanidade à fome. Após a intervenção de Hermes ou Mercúrio, deus racional e articulador, Perséfone divide seu amor e dedicação à mãe e ao marido Hades de forma equilibrada e salva a Humanidade que deve cultivar e produzir no período da primavera/verão quando Perséfone faz companhia à deusa-mãe; e se precaver com segurança para o período do outono/inverno, quando Perséfone volta às profundezas para ficar com o marido.

Calcarea phosphorica

Temperamentos: Sanguíneo, Bilioso e Nervoso.
Astros: Sol, Mercúrio, Vênus, Marte, Júpiter, Saturno, Urano.

Trata-se de um sal abundante na Natureza, parte integrante dos tecidos e de todos os líquidos no nosso organismo, pois sua função está intimamente ligada à Vida: combina-se com a albumina ("essência da quintessência") e participa da dinâmica da produção sanguínea pela medula óssea. Por isto é uma substância que provê estrutura e mobilidade.

Similitudes e Sincronicidades:

O dinamismo do *Phosphorus* (a estrela matutina, **Vênus**, aquele que traz a luz) pode ser equiparado aos dos mitológicos Prometeu e Lúcifer. Ambos tiveram a função de iluminar a Humanidade, seja através do fogo (Prometeu) ou pelo conhecimento do bem e do mal (Lúcifer). Entretanto, ambos tiveram seu castigo por compartilhar segredos reservados apenas aos deuses. Prometeu foi condenado ao sofrimento eterno acorrentado a uma colina onde, todas as noites, recebia a visita de uma águia que devorava seu fígado, mas sua imortalidade tornava a reconstituir o órgão todos os dias. Lúcifer foi despejado do céu e acabou sendo conhecido como o "anjo caído" por se equiparar ou, até mesmo, sobrepujar o divino.

As pessoas cujo biótipo é fosfórico são comumente longilíneas, altas na tentativa de alcançar o divino ou o paraíso perdido. São também sonhadoras e constantemente insatisfeitas em seu desequilíbrio, pois sentem que perderam algo, que está faltando alguma coisa, mas não conseguem racionalizar o que é.

A Luz ou o Conhecimento Supramental representam a mente consciente e a inteligência trazidas para a Humanidade pelos deuses rebeldes, mas criativos e representados pelo planeta da liberdade, fraternidade e igualdade – **Urano**. Entretanto, esta expansão mental acabou provocando um sintoma colateral: a dualidade, a contradição, enfim, as dúvidas. Viver no mundo linfático-carbônico até então exigia apenas proteção e nutrição. O mundo mental acaba tornando-se escravo das dualidades e contradições, além de inúmeras torturas mentais decorrentes que dividiram nosso mundo entre Bem X Mal; Ciência X Religião nos afastando cada vez mais de nossa essência espiritual. Este foi o castigo compartilhado por Prometeu e Lúcifer conosco, mas que estimula-nos ao retorno à Unidade.

A fraqueza ou a vulnerabilidade dos tipos fosfóricos reside na dualidade provocada pelo excesso de racionalidade e, frente a qualquer reprovação ou contradição, eles tendem a reações extremas: ou se tornam agressivos, violentos no caso dos biliosos que têm ênfase do Sol e Marte no seu mapa natal; ou acabam se tornando vítimas da bipolaridade depressão / euforia como seria o caso dos temperamentos sanguíneos cujos exageros e excessos estão relacionados à localização e, principalmente, aspectos de seu Júpiter natal. O temperamento nervoso tende quase que totalmente à depressão em estado de desequilíbrio e excesso de racionalização até chegar ao embotamento mental ou deflagrar a demência senil, o que é bem identificável analisando-se aspectos e signos onde estão localizados os planetas Saturno e Mercúrio.

Outra característica dos fosfóricos extremamente racionais é a dificuldade nos relacionamentos amorosos, explicado também por Carl G. Jung em sua classificação de temperamentos bastante semelhante a de Hipócrates: segundo o psicólogo suíço, pessoas que tem versatilidade e predominância no uso da função Pensamento acabam enfrentando dificuldades no uso da função Sentimento. Vênus no mapa natal revela exatamente o potencial de expressão afetiva, de formas e possibilidades de relacionamento, da conexão com o "outro" e, dependendo do signo e de aspectos a este planeta, o indivíduo pode se magoar facilmente ou repetir padrões até decepcionar-se e isolar-se gradativamente.

Por isto que a *Calcarea phosphorica*, além de ser considerada "onipresente" na Natureza, serve como uma espécie de tônico especialmente para os tipos fosfóricos de temperamento nervoso. Entretanto, todos os fosfóricos tendem a necessitar deste precioso tônico vez por outra pois, além de fisicamente crescerem com rapidez e na vertical, desgastam fácil e rapidamente sua energia vital, pois querem voltar ao Paraíso ou à Unidade para resolver suas dualidades e conflitos internos fazendo as pazes com seus deuses internos. A *Calcarea phosphorica* está presente onde nós precisamos de estrutura e organização seja nas construções mentais para a formação de opiniões para sabermos lidar com as contradições e reprovações normais da vida, seja nas estruturas físicas como reestruturadora do sistema ósseo.

Calcarea fluorica
Temperamentos: Bilioso e Nervoso.

Astros: Sol, Mercúrio, Marte, Saturno, Urano e Plutão.

Em estado natural, o "fluor spar" encontra-se em locais profundos da crosta terrestre, mas no nosso organismo localiza-se em superfícies como o esmalte dos dentes, o tecido fibroso e a epiderme.

Similitudes e Sincronicidades:

Os extremos da localização da substância – profundezas ou superfícies – demonstram o desafio do indivíduo fluórico: adaptar a superficialidade das aparências e máscaras com a profundidade do inconsciente e da verdadeira personalidade. São pessoas que geralmente nascem com alguma peculiaridade física, algo diferente – **Urano** em evidência no mapa natal – que pode ser visto como desarmônico, assimétrico e, por causa destas peculiaridades, são celebrados com apelidos (cabeção, saracura, shrek etc). Eles precisam sair da submissão e servidão às aparências, aos padrões, valores transitórios, falsos protótipos vigentes e símbolos de sucesso e realização como beleza física, riqueza material, poder e status e partirem para o aprofundamento do seu potencial intelectual e intuitivo para conectarem-se com seu verdadeiro self quântico. Assim, eles se adaptam ao mundo, ao invés de enrijecerem física e mentalmente pelo temor, resistência e pessimismo – situações mal contempladas em casos de aspectos dificultosos entre **Saturno-Sol; Saturno-Mercúrio; Saturno-Marte** – que podem desencadear reações autodestrutivas como aneurismas, nódulos ou tumores pela tentativa controle extremo, que não funciona por aspectos de Plutão, cujo arquétipo pessoal é muito mal compreendido e se transforma no destruidor ao invés do transformador e curador. O "olhar para dentro" faz dos fluóricos verdadeiros sábios práticos e experientes destinados ao sucesso e à realização mais coerente com seu potencial criativo, utilizando seu intelecto supramental.

Camphora officinalis e as polaridades

Árvore que alcança 30 metros de altura, de crescimento lento, nativa de Taiwan, China e Japão. O princípio ativo é encontrado em todas as partes da árvore, mas sua formação é ainda mais lenta do que seu crescimento, ou seja, são necessários 50 anos de vida para iniciar a extração de sua matéria prima.

<u>Similitudes e Sincronicidades:</u>

Sua ação no organismo é bem polarizada, conforme observações do mestre Hahnemann em sua "Matéria Médica Pura":

"A ação dessa substância é muito enigmática e difícil de determinar, mesmo em organismos hígidos, porque sua ação primária rapidamente alterna e se mistura com as reações da vida (ação secundária), mais amiúde do que ocorre com qualquer outro medicamento, de forma que é frequentemente árduo distinguir o que deve ser descrito como reação do corpo, e o que deve ser a ação alternante da cânfora em sua ação primária."

Esta dualidade ou alternação entre ações primárias e secundárias da substância, confundindo as reações vitais do organismo podem estar relacionadas à integração entre o Yin e o Yang que, em sua essência, estão contidos um no outro.

O uso da sua matéria prima homeopatizada depende do extremo da manifestação da doença que conduz o indivíduo tanto a estados...

Yin (-) : passivo, introspectivo, imóvel, em choque, cataléptico ou em EQM (estado de quase morte); como...

Yang (+) : colérico, febril, descontrolado e apresentando inflamações.

A *Camphora officinalis* produz o efeito de equilíbrio entre os extremos. Esta qualidade harmonizadora também faz parte da função de antidotar os efeitos extremos de medicamentos homeopáticos administrados indevidamente.

Sua ação também é extremamente benéfica em colapsos nervosos, quando o indivíduo apresenta palidez marmórea, sem calor vital, lábios cianóticos e hálito frio. A eficácia nas convulsões e nos EQMs (Estados de Quase Morte) remetem a pessoas cujos mapas astrológicos de nascimento possuem aspectos relevantes envolvendo a **8ª casa** - morte, transformações, perdas e o contato com o inconsciente profundo. Além disto, seu mapa pode revelar a necessidade de unir extremos como oposições (aspectos entre astros distantes a 180º) no eixo correspondente à 8ª e sua complementar, 2ª casa astrológica. A sensação de morte, falta de proteção divina que permite perdas tão dolorosas que deflagra o colapso nervoso, ou seja, o "desligamento" de alguns sensores que mudam o comportamento da pessoa. Um dos aspectos entre as casas astrológicas acima que é muito similar a este estado é **Plutão na 2ª casa oposto a Mercúrio na 8ª**: O mundo imanente tende a estar fora do controle, em constante turbulência, sujeito a mudanças e perdas constantes (Plutão). A perda do controle se estende à mente (Mercúrio) que se preocupa com as mudanças e tenta racionalizar os conteúdos do inconsciente que se manifestam em crise e colapso.

Camphora é empregado em situações de resfriamento físico e vale lembrar que a energia primordial "Frio" está presente nos elementos da natureza de polaridade Yin: Água e Terra. Portanto, pessoas cujo mapa astrológico tem o signo ascendente localizado nos signos energeticamente Yin (Câncer, Escorpião, Peixes, Touro, Virgem e Capricórnio) tendem a perder o calor vital com mais facilidade. Devemos lembrar que o Ascendente demonstra, entre outras coisas, características físicas. Existem outras características da polaridade Yin no Ascendente que não envolvem necessariamente os signos supracitados, mas a presença de astros cuja energia seja semelhante como Saturno ou Netuno, por exemplo.

Carbo animalis e o apego

Este medicamento homeopático de origem animal foi introduzido pelo próprio Hahnemann calcinando um pedaço grosso de couro de boi entre carvões incandescentes. Após o término da última brasa, o couro é rapidamente prensado entre duas placas de pedra até esfriar para ser triturado e começar o processo de diluição.

Similitudes e Sincronicidades:

A analogia deste medicamento com o signo de Touro não é apenas por causa do couro de boi. **Touro** é um signo do elemento Terra que, por sua vez, é composto pelas energias primordiais frio e seco. Estas definições são aristotélicas. Aristóteles identificou no mundo manifesto as polaridades energéticas divididas em quente e frio ou seco e úmido. Entretanto, por ser o signo subsequente a Áries, cujo início coincide com o equinócio (0º de Áries = equinócio de outono no Hemisfério Sul e de primavera no Hemisfério Norte), Touro representa do estado em que a Natureza se fixa nas características primaveris ou outonais. Por isto que Touro é um signo da modalidade Fixo, ou seja, voltado à conservação, estabilidade, manutenção muito semelhantes à função da personalidade junguiana conhecida como "sensação". A função "sensação" engloba o aspecto físico e material prático e tátil onde o prazer e o conforto, incluindo a saúde física, são fundamentais. A "sombra" de Touro é não admitir mudanças ou transformações naturais que são percebidas como perdas. Apego, teimosia, rigidez acabam sendo manifestações do excesso de preocupação com a sensação ou com os apegos a valores e ao mundo material. A alienação e a negação da existência de outros níveis de manifestação sutis são os principais fatores que acarretam este desequilíbrio.

Lembrando que as energias primordiais que compõem Terra como elemento da Natureza são frio e seco, podemos começar a configurar a personalidade *Carbo animalis* a partir da secura, desânimo, melancolia, depressão e rigidez por "não poder avançar em um mundo desconhecido", ou seja, negação a transposições ou transmutações que tornam o indivíduo apegado ao passado imutável.

Transtorno por perdas de líquidos, lesões, caroços e tumores endurecidos demonstram outra faceta desta personalidade que, sem observar as ondas de possibilidade para mudanças evolutivas, desenvolve o extremo desequilíbrio do arquétipo taurino.

O clima frio e seco pode agravar os sintomas, pois relevam as energias primordiais que compõe o elemento Terra e tendem à imobilidade, lentidão e estagnação na resistência inconsciente. Os ciclos de mudança são encarados como ameaças, então a fuga é a nostalgia, pois é um temperamento que precisa se agarrar à segurança física e material, podendo manifestar também avareza e egoísmo.

Se seu estado crônico evoluir até a autodestruição, como prevê o miasma do luetismo, a insociabilidade, as congestões venais, as afecções bronquiais e o câncer podem ser sintomas consequentes.

De acordo com Max Heindel, Touro está correlacionado a pescoço, ouvidos, palato, laringe, amígdalas, glândula tireóide, mandíbula inferior, região occipital, cerebelo, atlas, vértebra cervical, cordas vocais, artérias carótidas, veia jugular e a faringe. A tendência da personalidade *Carbo animalis* é desenvolver tumores na língua e nestas demais regiões do organismo físico em casos de extrema desarmonia e entropia.

Outros sintomas que podem ser combatidos e, principalmente, prevenidos com o auxílio do *Carbo animalis* são tumores nas mamas, útero, estômago de cor azulada, o que nos remete ao signo de **Câncer** cuja analogia com o corpo físico está ligado a estes órgãos acima. Pode-se concluir que estes últimos sintomas são características dos temperamentos que, emocionalmente, são mais apegados ao passado e, mediante qualquer perda ou mudança, tornam-se extremamente nostálgicos, saudosos e melancólicos com um sentimento de abandono e estranheza mediante mudanças.

A negação do mundo extra-físico e o apego obsessivo às situações estanques da matéria podem afetar nossos centros energéticos como um todo. Cada centro energético (chakra) está correlacionado a uma glândula principal e seu funcionamento saudável condiz com a lucidez e o entendimento da existência dos nossos corpos mental, emocional e energético, além do físico. Esta lucidez também está engajada na percepção de que a doença tem origem no desequilíbrio destes corpos de manifestação, portanto, as doenças glandulares como a hipertrofia nada mais são do que interrupções nas conexões entre chakra e glândula principal a partir de uma existência calcada no determinismo e materialismo.

A resistência ao novo, como novas ideias e paradigmas que induz ao desenvolvimento da confusão mental, concomitante aos demais sintomas da personalidade *Carbo animalis,* representam o contado de **Saturno com Mercúrio conjuntos no signo de Touro**.

Carbo vegetabilis e a transcendência

Extraído do carvão de madeira.

"O carvão de qualquer tipo de madeira completamente aquecido até a incandescência, manifesta uma uniformidade em seus efeitos sobre a saúde humana depois de adequado desembaraço e desenvolvimento (potencialização) do seu espírito medicinal inato pela trituração (...). Eu empreguei o carvão da madeira do vidoeiro (bétula)" Samuel Hahnemann em "Materia Medica Pura".

Similitudes e Sincronicidades:

O carvão é uma fase intermediária entre a madeira seca e as cinzas que são o resultado final da combustão completa. Podemos deduzir que o temperamento *Carbo vegetabilis* também encontra-se em um estado de não completude ou dificuldade em transcender para outro estágio.

Esta resistência em "completar o circuito" é notada em pessoas netunianas, ou seja, extremamente sensíveis, impressionáveis o suficiente para se deixarem abater até que sua própria energia vital seja prejudicada. Indivíduos com temperamentos fortemente influenciados por **Netuno em aspectos com o ascendente, Sol, Lua ou Marte** necessitam compreender a sutileza dos outros corpos de manifestação e entender a constante mutação energética no ambiente que os cercam como parte de seu desafio karmico. Estes outros corpos de manifestação estão conectados pelo corpo energético, ou seja, aquele que envolve os chakras e intermedia o corpo físico com o plano astral. Em outras palavras, o campo energético da nossa constituição em vida promove o contato com outros campos energéticos do ambiente à nossa volta, outras inteligências ou consciências inerentes à espiritualidade ou ao inconsciente coletivo. Indivíduos com temperamento netuniano já nasceram com o talento de mergulhar no inconsciente coletivo e, frequentemente, desenvolvem desde cedo uma intuição muito forte ou até mesmo a mediunidade. Entretanto, se por medo ou qualquer tipo de rigidez eles bloquearem este fluxo de significado espiritual, podem começar a adoecer interrompendo outros fluxos de sistemas orgânicos, por exemplo.

Assim como o carvão, o temperamento netuniano é altamente "poroso", ou seja, pode desenvolver o que se chama de "esponja psíquica" absorvendo energias, emoções de todas as qualidades, inclusive destrutivas e danosas para ele próprio até o desgaste extremo que o coloca em situação de morte iminente. Por isto que *Carbo vegetabilis* é conhecido na Homeopatia clássica como o medicamento "levanta cadáver" da Matéria Médica.

Os aspectos de Netuno no mapa de nascimento devem ser direcionados à transcendência emocional, espiritual e administrados em silêncio, introspecção e meditação para que se transformem em inspiração e insights criativos e evitar a interrupção ou o atraso do fluxo e reflexo energético, lentidão emocional, mental, metabólica e letargia acarretando sequelas no transporte de gases (O2) pelas vias de circulação sanguínea, além de outros transtornos psicossomáticos.

A negação da sua sensibilidade e da necessidade de fluir, transcender sem medo, enganos ou ilusões pode até prejudicar o sono com pesadelos. Insônia e medo da escuridão também são sintomas da hipersensibilidade netuniana mal compreendida ou mal aceita por preconceitos religiosos ou ceticismo. O ceticismo irá dificultar e prolongar o estado de quase morte (EQM) do indivíduo e esta estagnação agonizante pode ser evitada se o medo da morte ou da escuridão não existisse em uma mente assolada por imagens e reflexos provindos da ponte que Netuno proeminente no mapa natal faz com as energias arquetípicas do inconsciente coletivo. Estas imagens irão depender do sujeito como observador quântico e suas referências espirituais, filosóficas e religiosas.

O contato de Netuno com os astros pessoais do mapa natal representa também a possibilidade de intoxicação física, mental e emocional. A sensibilidade e a vulnerabilidade da "esponja psíquica" necessitam tanto de proteção quanto a energia vital que é facilmente dispersada em contato com outras energias desequilibradas. Desta forma, a intoxicação pode até ser por meio de substâncias que resultam em dependência química como o álcool, drogas lícitas e ilícitas, sem que o indivíduo perceba sua influência e seus danos, tornando-se dependente delas de forma inconsciente e inadvertida.

A flatulência – acúmulo e estagnação de gases nas vias digestivas -, frieza e cianose nas extremidades, trombose, tromboflebite, aneurisma no coração e nas grandes artérias, varizes ou qualquer outro tipo de interrupção da circulação sanguínea; lentidão digestiva são correspondências físicas do bloqueio energético.

A sensibilidade netuniana faz com que o indivíduo "esponja psíquica" torne-se isolado e avesso ao contato social. Em alguns casos, como mecanismo de defesa e autoproteção apresenta uma "persona" (máscara) fria e indiferente, sem conexões afetivas com familiares ou pessoas próximas.

Causticum e a máscara

É obtido por meio da mistura do cal vivo com a porcelana ou do óxido de cálcio + bissulfato de potássio.

Similitudes e Sincronicidades:

A porcelana foi criada e desenvolvida na China e, por muitas centenas de anos, não conseguiram copiar sua perfeição delicada e imaculada na Europa que conheceu esta arte por meio da Companhia das Índias. Hoje em dia, além dos objetos e utensílios artesanais, as máscaras de porcelana são muito usadas terapeuticamente para clarear a pele e, artisticamente nos mais diferentes estilos.

Assim é o temperamento *Causticum*: aparenta uma máscara perfeita, imaculada, altruísta por aparentemente preocupar-se com o sofrimento alheio. Expõe vulnerabilidade e sensibilidade pois, assim como os objetos de porcelana, quebram-se facilmente em vários pedaços frente às pancadas ou traumas psíquicos. Mas esta aparente fragilidade esconde um gênio manipulador cheio de chantagem emocional que evolui até a tirania. Este temperamento revela ditadores atrás de suas máscaras simpáticas, atenciosas e frágeis.

A "máscara" ou persona na Astrologia é o **Ascendente**: é o nosso "cartão de visitas", o que queremos compartilhar para os outros a fim de poupar a própria intimidade e a essência mais profunda. É o recurso que nós temos para lidar com o mundo, o ambiente que nos cerca, além de ser nossa lente ou portal que filtra informações, energias e, até mesmo, ataques psíquicos vindos do ambiente.

A personalidade *Causticum* em desequilíbrio enrijece a máscara ou persona a ponto de somatizar paralisias diversas e câimbras, por exemplo.

De acordo com Rüdiger Dahlke ("A Doença como Símbolo"), a paralisia do nervo facial representa uma *"guinada numa camada profunda do ser: deixar 'cair a máscara'(...) racham-se todas as fachadas, fica fora de controle"*.

A epilepsia, outro sintoma de *Causticum* em desequilíbrio, é a *"descarga de fortes tensões internas (elétricas)...o acúmulo interno descarrega-se em ondas espasmódicas de combate."* Dahlke também lembra que a epilepsia era considerada uma "doença sagrada" (morbus sacer) ou "superior", pois aquele que a manifestava parecia estar sob comando de uma força superior, sobre-humana ou possessão. *"Dostoiéviski descrevia como uma 'ruptura do acontecer estático no mundo cotidiano, anunciada por uma aura forte demais para a alma, fugindo de sua salvação"* . É a "visão direta de Deus" ou do self quântico, essencial, sem máscaras e dualidade sujeito-objeto.

O mapa astrológico de Fyodor Dostoiévsky é um bom exemplo de um potencial desequilíbrio de *Causticum*. Além da epilepsia, suas obras revelam exemplos de um caráter de quem compartilha e se solidariza com as mazelas da Humanidade com Sol em Escorpião – signo do elemento Água, ligado às emoções e sentimentos, na 11ª casa cujo assunto é correlato à comunidade e aos ideais). Combinando signo com casa, temos um indivíduo com potencial de transformar a sociedade onde vive! Entretanto, o que mais nos chama à atenção são os vários astros e aspectos interferindo em seu ascendente em Sagitário: para começar, a oposição entre a Lua em Gêmeos e Mercúrio conjunto ao ASC, cuja tendência é uma extrema ansiedade, irritação, confusão mental que podem ser gatilhos para as convulsões típicas da epilepsia quando sua opinião (Mercúrio) não é levada em consideração. Urano e Vênus em Capricórnio também na região do mapa envolvido com o ASC revelam a índole revolucionária e reforça a preocupação com as questões sociais. Mas Plutão no final de Peixes em aspecto tenso com Vênus e Urano é o fator manipulador, controlador que torna-se destrutivo quando não consegue o que deseja.

Outra característica marcante da personalidade *Causticum* é a sensibilidade. A predominância energética dos signos de Água (Câncer, Escorpião e Peixes) e seus regentes faz com que necessitem de proteção e segurança já que seu temperamento fleumático é mais sensível ainda nas mudanças de temperatura, especialmente, no resfriamento. Até suas dores são sentidas como "em carne viva" - como são transmitidas magistralmente pelos livros do escritor russo.

Medos também fazem parte desta personalidade que sempre está à espera de alguma catástrofe. Indivíduos muito controladores e rígidos sempre estão na defensiva contra qualquer situação que os tire do controle, pois já sofreram traumas psíquicos ou perdas na infância que estão reclusos no inconsciente. A Lua no mapa natal de tais indivíduos sempre recebe o aspecto tenso de Netuno ou Plutão. O indivíduo fleumático ou lunar é sensível, vulnerável e adora usar este recurso para chantagens emocionais.

Chamomilla e os ciclos lunares

A camomila (*Matricaria chamomilla*) é uma planta oriunda da Europa oriental. É conhecida como "camomila-alemã" e é a espécie utilizada nas infusões. O perfume de suas flores é comparado ao das maçãs, por isto tem seu nome popular a partir do grego "kamai melon" (maçã da terra).

O medicamento elaborado pela primeira vez por Hahnemann é feito a partir da diluição da tintura mãe obtida *"do suco da planta inteira e espremida de forma fresca e misturado em partes iguais de álcool"*.

<u>Similitudes e Sincronicidades:</u>

De acordo com o astrólogo e herborista Nicholas Culpeper, o óleo extraído das flores da camomila é útilizado desde o Antigo Egito para calafrios, dores provindas de cólicas por pedras nos rins e na vesícula, câimbras e inchaços nas articulações.

No capítulo dedicado à *Chamomilla* em seu Matéria Médica Pura, Hahnemann não esconde seu ultraje diante da indiscriminação e o descaso da medicina alopática frente ao uso popular da planta como "medicina doméstica". Seu ultraje originou-se do fato de que a utilização tradicional, recreativa e contínua da camomila causa efeitos colaterais opostos daqueles esperados: irritabilidade, ansiedade e hipersensibilidade, por exemplo. Uma das propriedades da camomila homeopatizada é diminuir os efeitos do uso abusivo e descontrolado de suas infusões.

Câncer é um signo atribuído ao elemento Água da Natureza humana: emoções, sensibilidade psíquica, conexão forte com o passado e com a família, emotividade são algumas de suas características. Talvez seja por isto que a camomila tenha sido aceita facilmente no uso popular como "medicina doméstica". A **Lua**, seu astro regente, influencia os ciclos biodinâmicos da Terra e, em especial, nos ciclos femininos da menstruação, gravidez, parto e menopausa. A Lua no mapa astrológico de nascimento representa a manifestação individual de emoções, a sensibilidade, além de nossas necessidades mais profundas para nos sentirmos protegidos e satisfeitos. Ela registra também nossa ligação com a figura materna desde o nascimento. A rapidez dos ciclos lunares – a cada 28/29 dias a Lua completa uma volta em torno da Terra – pode causar instabilidade no humor de indivíduos hipersensíveis ou "de Lua". Esta instabilidade atinge os instintos e o inconsciente propiciando a melancolia, impulsividade, irritabilidade, impaciência e/ou outras manifestações emocionais com reflexos comportamentais.

A planta tem características ligadas ao signo de Câncer e ao seu astro regente, a Lua. A começar pelo seu nome: *Matricaria* significa "Matriz" ou útero, órgão correlacionado ao arquétipo feminino lunar, além de contribuir para o significado materno. Sua diluição homeopática é indicada para o trabalho de parto e muitos dos problemas genitais femininos como cólicas, hemorragias e a chegada do climatério.

A hipersensibilidade, ansiedade, agitação, irritabilidade e intolerância à dor fazem parte dos sintomas de desequilíbrios energéticos que podem ser tratados pela *Chamomilla*.

Outra característica peculiar das personalidades lunares similares ao medicamento é a necessidade de serem alçadas e balançadas como se fossem bebês. Este temperamento linfático ou lunar é tão sensível, irritadiço e vulnerável que podemos afirmar que a Lua encontra-se em uma das casas astrológicas que correspondem à conexão entre o Ser e as dimensões terrenas relativas ao tempo e ao espaço:

• Casa 1 ou Ascendente (para efeito deste estudo): hipersensibilidade em todos os sentidos, vulnerabilidade de humor, que reflete um comportamento inconstante diante dos estímulos vindos do ambiente. Intolerância à dor e a qualquer outro efeito que seus órgãos dos sentidos (audição, visão, olfato, paladar) julguem insuportável;

• Casa 7: Necessidade de conforto e proteção emocional vinda do outro. Caprichos e chantagem emocional;

• Casa 4: A Lua ou o signo de Câncer nesta posição pode revelar uma conexão simbólica com o passado, onde mágoas ou traumas podem ainda estar à flor da pele;

• Casa 10: Decisões e planos para o futuro devem ser pautados no fluxo das emoções e instintos, além da identidade com algo familiar do passado, conhecido e seguro.

Chamomilla é um medicamento que não serve apenas para combater os efeitos do uso prolongado da infusão ou outros produtos fitoterápicos liberados para o uso "caseiro". Ele é essencial para as personalidades lunares ou linfáticas que, por causa de algum transtorno desenvolveram a hipersensibilidade emocional e psíquica e se tornaram vulneráveis às instabilidades cíclicas internas e ambientais (externas).

Chelidonium majus e a amargura

Erva da família das papaveráceas, nativa da Europa e América. Costuma crescer em meio a ruínas antigas, lugares úmidos e escombros. A tintura mãe é preparada a partir da planta inteira por ocasião de sua floração.

<u>Similitudes e Sincronicidades:</u>

A compressão da planta inteira incluindo a raiz produz um suco amarelado, viscoso e amargo, o que levou os antigos médicos alquimistas a acreditar que seu uso seria apropriado a problemas de caráter bilioso, o que foi comprovado na prática. Os médicos gregos, inclusive Galeno, a usavam nas doenças do fígado e em diversas oftalmias. Seu nome "golondrina" (*kelidon*, em grego) é oriundo dos pássaros de mesmo nome que utilizam um pouco do suco desta planta para ajudar na visão de seus filhotes.

Paracelso na sua "Botânica Oculta" atribui as regências do **Sol** e do signo de **Sagitário**. Segundo ele, *"a raiz da Celedônia, colocada sobre a cabeça de um doente em estado febril, pô-lo-á a cantar se realmente tiver que morrer e, ao contrário, se continuar vivendo, por-se-á a chorar amargamente."* Eis que desponta já algumas sincronicidades da planta: a coloração amarelada tanto de suas flores quanto de seu suco nos remete à sua correspondência solar. O **Sol** corresponde à Vida em sua plenitude de realização e energia vital. A deficiência da energia vital conduz à amargura e descontentamento em relação à dádiva da Vida.

A diluição homeopática da Celedônia também é dedicada às doenças do fígado, em especial, às dores abaixo do omoplata direito por reflexo da afecção hepática e doenças como icterícia, hepatite ou litíase biliar.

O temperamento deste enfermo é obviamente <u>bilioso/colérico,</u> cuja disposição costuma ser vibrante, proporcionando criatividade, ação, iniciativa e liderança. Entretanto, em vista de alguma obstrução ou limitação ocasional pode tornar-se ditatorial e agressivo. A combinação entre o **Sol e Sagitário** de Paracelso condiz com tendência aos exageros e descontroles da glutonice e bebedeiras que podem afetar diretamente o fígado. A energia vital ou a realização dos propósitos e sonhos do Sol não completamente empreendidos torna a vida sem sabor ou até amarga. O chakra do plexo solar também está comprometido e, se a amargura do sabor da vida só pode ser apaziguada pelo gosto da comida ou pela bebida, o fígado será o principal prejudicado como glândula conectada diretamente ao chakra do plexo solar. O temperamento bilioso também não admite contrariedades e repressões a suas ações e, limites impostos à sua expansão natural das energias primordiais quente e seca degradam e desgastam sua vitalidade com consequente lentidão e preguiça mental ou física. Neste caso, os exageros na alimentação transformam-se em verdadeiro veneno indigesto, a bebida se torna um fator inebriante. A depressão e a ansiedade acompanhada pela culpa ou pela raiva fazem parte deste processo de acúmulo de emoções e sobrecarga de afazeres sem ter uma válvula de escape para este temperamento explosivo.

Chelidonium majus que costuma crescer em meio a escombros ou lixo demonstra o extremo do estado melancólico do temperamento bilioso. Quando não realiza sua criatividade na sua fase equilibrada, otimista e empolgante, dirige-se à falência, à ruína de seu brilho solar. Sua melancolia se torna mais amarga, a existência é triste e o indivíduo perde a fé e a capacidade de se religar ao Todo, obliterando sua cosmovisão. Por isto que *Chelidonium*, o medicamento, deve devolver a visão otimista e canalizar sua agressividade para avaliações da "medida certa", ou seja, reconhecer que "a dose faz o veneno". Expandir a espiritualidade, ao invés de expandir o fígado; discutir Filosofia e processar novos significados para a Vida, ao invés de discutir, brigar e alimentar a ansiedade.

Chinchona Officinalis E A Impulsividade

Da casca da "quinquina" - nome popular desta árvore de baixa estatura originária da América do Sul – extrai-se o quinino que tem propriedades medicinais apropriadas ao tratamento do paludismo ou malária. Esta descoberta é atribuída aos indígenas andinos que a chamavam de "pau de quenturas", mas seu nome se refere à condessa de Chinchon, esposa do vice-Rei do Peru, que foi curada de uma febre forte graças às propriedades da *chinchona officinalis*.

<u>Similitudes e Sincronicidades:</u>

Estamos diante da primeira substância homeopatizada por Hahnemann, ou seja, a descoberta e sistematização da Homeopatia. Percebendo que o uso indiscriminado da casca da chinchona nas recomendações alopáticas estava causando efeitos colaterais severos como a "caquexia quina", Hahnemann resolveu utilizá-la em si mesmo:

"Há tanto tempo atrás quanto o ano de 1790, eu fiz o primeiro ensaio puro com a casca da Chinchona em mim mesmo, em referência ao seu poder de estimular febre intermitente. Com este primeiro ensaio, raiou-me a alvorada que desde então reluziu dentro do mais brilhante dia da arte médica; que é apenas em virtude do poder deles de fazerem o ser humano saudável doente, que os medicamentos podem curar estados mórbidos, e, de fato, consegue ela mesma produzir em similaridade na saúde. Isto é uma verdade tão incontrovertida, tão absolutamente sem exceção, que todo o veneno vertido sobre ela pelos membros da associação médica, enceguecidos por seus preconceitos milenares, é impotente para extingui-la; tão impotentes quanto foram os vitupérios lançados contra a descoberta imortal de Harvey da grande circulação no corpo humano por Riolan e seu bando, para destruiur a verdade revelada por Harvey. Estes oponentes de uma verdade inextinguível pelejaram com as mesmas armas mesquinhas como fazem hoje em dia os adversários da doutrina médica homeopática." (Hahnemann, Matéria Médica Pura)

Observe o tom desafiador e corajoso deste pioneiro que teve a ousadia de se contrapor à Medicina vigente. Samuel Hahnemann nasceu nas proximidades da lunação no signo de Áries (10/4/1755), ou seja, Sol e Lua em Áries, além de Mercúrio no mesmo signo. Seu potencial como médico pioneiro, corajoso e lutador se revelou em uma das maiores descobertas para a saúde da Humanidade – a Homeopatia. O signo de **Áries**, do elemento Fogo e modalidade Cardinal, é considerado o primeiro do zodíaco e irrompe a partir de uma das estações da Natureza (equinócio de outono). Simboliza o arquétipo do guerreiro, do competidor, do pioneiro que possui iniciativa, coragem, impulsividade e é conectado à sua intuição criativa e a seus instintos básicos como a sobrevivência, por exemplo. Em seu desequilíbrio e desconexão com o macrocosmo, Áries é impaciente, irritadiço, colérico e deflagra conflitos com facilidade. Guerras, batalhas e conflitos em geral também estão embutidos na *"potentia"* de **Marte**, o deus da guerra e planeta regente de Áries. Os gregos costumavam orar e dedicar-lhe oferendas pedindo sua força e auxílio para a vitória nas batalhas. Em decorrência disto, as armas e o sangue que banha os campos de batalha são atributos de Áries e de seu regente.

A primeira experiência de Hahnemann que o levou à sistematização da Homeopatia foi com a *Chinchona* cuja similitude com o arquétipo marciano lhe atribuiu o tratamento de hemorragias, febres, anemia e perda de líquidos em decorrência da sudorese, vômitos, diarréia etc. O temperamento hipocrático bilioso/colérico nos remete às energias primordiais quente e seco que, combinadas entre si, criam o elemento Fogo. Reestabelecer o equilíbrio alquímico do corpo (calor, febre – Fogo; líquidos, plasma – Água) significa também tratar sua hipersensibilidade emocional e um ocasional sentimento de rejeição. A vida começa na água e, a perda do ambiente protegido no útero para enfrentar os primeiros agentes invasores e corpos estranhos, pode ter sido sentido como um trauma infantil e a reação, que pode ter origem psicossomática, é a febre e a perda de líquidos.

A hipersensibilidade pode degenerar em irritabilidade, intolerância que, se não identificadas e tratadas apropriadamente com seu semelhante na Natureza ou na Homeopatia, podem deflagrar sintomas que revelam a *"sombra"* de Áries e de Marte em seu estado mais caótico:

"Ele está sujeito a impulsos. Impulsos que serão graves como o da cólera e mais grave ainda, quando se trata de homicídio." (Dr. Robert Dufilho, Sintomas Mentais).

Cicuta virosa e o arrebatamento

Planta herbácea perene do gênero das apiáceas que cresce até 1-2 metros. Nativa da Europa, Oriente Médio e região mediterrânea, cresce em bordas de valas, pântanos, açudes e lagos. A medicação homeopática é feita a partir da raiz fresca colhida no início da floração e espremida, obtendo-se um sumo viscoso amarelado de odor desagradável.

<u>Similitudes e Sincronicidades:</u>

"Dize-me, é ou não permitido fazer com esta beberagem uma libação às divindades? - Só sei, Sócrates, que trituramos a cicuta em quantidade suficiente para produzir seu efeito, nada mais. Entendo, disse Sócrates. Mas pelo menos há de ser permitido, e é mesmo um dever, dirigir aos deuses uma oração pelo bom êxito desta mudança de residência daqui para além. É esta minha prece; assim seja." (Fédon, Platão).

Na forma de medicamento homeopático, a *Cicuta virosa* torna-se fundamental para o tratamento de convulsões e epilepsia. Sua personalidade homeopática é representada por adultos que retornam à infância e fazem brincadeiras tolas e danças grotescas. Retornar à infância ou recuperar a "criança interior" pode simbolizar:

1) a busca pela criatividade, pureza e inocência perdidas ou negadas a partir da maturidade;

2) a rebeldia contra dogmas e comportamentos prestabelecidos pela normose institucional; ou,

3) a fuga da realidade e do peso da responsabilidade da vida adulta.

O foco deste medicamento está no sistema nervoso. As convulsões e a epilepsia são descargas elétricas de um sistema sobrecarregado pelo acúmulo energético. De acordo com o pesquisador homeopata James Tyler Kent, *"o sistema nervoso encontra-se em tal estado de irritabilidade que pressionar qualquer parte do corpo pode ser causa de uma convulsão."* Pode-se concluir que a personalidade cicuta é sensível e tem dificuldades em expressar suas emoções mais arrebatadoras, acumulando na sua psique impulsos e atitudes reprimidos.

Em decorrência desta hipersensibilidade e da fuga da realidade ou da vida adulta, a personalidade cicuta tende à misantropia chegando até ao mais profundo desprezo à humanidade. Não confia nas pessoas, pois está sempre de prontidão para defender-se contra uma possível agressão. Reconhecer que o problema não está nos outros, mas em si mesmo, na sua sensibilidade que gera medo e falta de confiança nas pessoas à sua volta torna-se fundamental para a mudança do padrão de crenças e pensamentos do enfermo.

O sistema nervoso é um dos modos representados arquetipicamente pelo planeta **Mercúrio**, regente de **Gêmeos e Virgem**, ambos signos racionais, energeticamente dedicados ao pensamento, à comunicação, à metodologia e à organização, ou seja, tudo o que depende do correto funcionamento cognitivo. É extremamente comum encontrar-se conflitos planetários com Mercúrio em mapas natais de quem sofre de epilepsia, especialmente aspectos tensos entre a Lua (emoções) e Mercúrio (pensamentos).

Todos os aspectos tensos e desafiadores que temos no nosso mapa natal são caminhos evolutivos. Ninguém se mexe quando a zona de conforto nos ilude com o eterno mar de rosas. Quando temos aspectos conflituosos com Mercúrio, precisamos elaborar mais os pensamentos, exonerar os condicionamentos e reciclar teorias que cristalizaram-se em dogmas. Existe uma infinita variedade de aspectos conflituosos possíveis a Mercúrio. Percebi na minha experiência como astróloga-terapeuta e na minha pesquisa que, os mais comuns em pessoas que sofrem ou sofreram de epilepsia são os seguintes:

1) Lua com Mercúrio: são as emoções pressionando os pensamentos e vice-versa. Um dos sintomas da personalidade cicuta é a perda de memória e a confusão mental após uma convulsão. Neste aspecto, a repressão das emoções e da

sensibilidade podem causar danos no sistema nervoso a ponto do indivíduo ter a descarga energética que é justamente um meio de equilibrar esta pressão interna. Aqueles que racionalizam muito e esquecem que possuem corpos sutis, especialmente o emocional, precisam reconhecer este conflito e extravasar esta energia de maneira plena. A vida sexual reprimida também é um fator que pode causar convulsões, uma vez que o orgasmo é a descarga dos chakras inferiores e conectados diretamente com nossas emoções e instintos;

2) Netuno com Mercúrio: este é o aspecto mais difícil de ser trabalhado, pois Netuno, regente do signo de Peixes, favorece o escapismo e a ilusão quando em aspecto tenso a Mercúrio. O indivíduo se apega a pensamentos e certezas para fugir da realidade. Muitas vezes é extremamente cético e racional, pois o "mundo invisível" é assustador demais, portanto negá-lo é muito eficaz até que o sistema nervoso acuse o desequilíbrio energético e remeta a consciência do indivíduo para este "mundo invisível". De acordo com Rüdiger Dahlke, autor de "A Doença como Linguagem da Alma", o indivíduo precisa *"abrir-se para outros planos, especialmente aqueles que estão vedados à consciência de vigília normal"*.

3) Urano com Mercúrio: a tarefa principal deste aspecto é abrir a mente para conhecimentos ou conteúdos destituídos de preconceito e qualquer outra forma limitante que a mente dogmática utiliza. O indivíduo deve deixar fluir livremente os próprios pensamentos que, podem ser considerados revolucionários, diferentes, rebeldes ou, até mesmo, "loucos" para a maioria. Deve nutrir a imaginação e a criatividade como parte da sua natureza. As convulsões epilépticas neste caso têm origem no bloqueio desta mente livre e criativa, causando terremotos. Os terremotos podem ser considerados ataques epilépticos da Terra, segundo Dahlke, pois representam a descarga energética a partir do encontro entre duas placas tectônicas rígidas.

Também de acordo com Dahlke, os indianos consideram os ataque epilépticos uma manifestação do sagrado: *"Sua consciência abandona o corpo, levando-os ao mesmo tempo desta realidade para uma outra, na qual eles não conseguem se orientar e da qual em geral não podem trazer nenhuma lembrança."* Em outras palavras e, de modo geral, o grande aprendizado da personalidade cicuta e do temperamento que enfoca a racionalidade e a mente em detrimento dos instintos e das emoções, é entrar em contato íntimo com o sutil, o "outro lado" e o mundo transcendente ou espiritual.

Um grande exemplo de remissão é o caso do escritor Fyodor Dostoievsky (Lua em Gêmeos oposta a Mercúrio em Sagitário no seu Ascendente) que mergulhou a fundo com seu Sol em Escorpião em cada convulsão na busca do transcendente, do além, e tentou descrever os breves momentos que a antecede:

"Há momentos, e eles duram apenas cinco ou seis segundos, nos quais se experimenta a existência de uma harmonia divina... A horrível clareza com que eles se revelam e o arrebatamento com que nos enche são assustadores. Se esse estado durasse mais que cinco ou seis segundos, a alma não o poderia suportar e teria de fugir. Nesses cinco segundos eu vivo toda uma vida humana, e por eles eu daria tudo, sem achar que estava pagando muito caro..."

Cocculus indicus e o dequilíbrio

Fruto da *Menispermum cocculus*, planta tipo trepadeira arbustiva originária das Índias Orientais, Egito, e Sudeste Asiático. Cresce junto às rochas de litorais marítimos orientais. De sua castanha é retirado o alcaloide picrotoxina, veneno utilizado historicamente por pescadores para paralisar peixes e facilitar sua captura.

<u>Similitudes e Sincronicidades:</u>

"Na busca do equilíbrio perdido. A insegurança como indicativo da falta de equilíbrio -tonturas." Brunini

Substância homeopatizada indicada para a perda do equilíbrio, tonturas causadas por ingestão de bebidas alcoólicas, remédios psicotrópicos, ou por problemas cérebro-espinhais. Vertigens e náuseas durante movimento e transporte por automóveis, ônibus, trens e navios aproximam *Cocculus* dos atributos de **Mercúrio** (cérebro, mente, pensamento) e do significado da **casa 3** (movimento, trânsito e viagens) no mapa astrológico. Aspectos tensos envolvendo Mercúrio ou a Casa 3 podem comprometer o equilíbrio mantido pelo cerebelo e o funcionamento da mente. O indivíduo *Cocculus* tende a ter pensamentos fixos e desagradáveis, mergulha neles, abstraindo-se da realidade ao seu redor. Isto faz com que ele perca a noção de tempo, tendo a sensação de que tudo está ocorrendo rápido demais. No entanto, é ele quem está se movendo com lentidão. A abstração temporal, a lentidão e os pensamentos negativos remetem à influência de **Saturno** sobre Mercúrio ou presente na Casa 3.

A cefaleia e a rigidez muscular também remete ao contato entre **Saturno e Marte** no mapa astrológico, além dos aspectos desafiadores entre Saturno e Mercúrio.

Aspectos como conjunção, quadratura e oposição entre Saturno e Mercúrio ou entre Saturno e o regente da Casa 3 podem promover sintomas como depressão, sentimento de perseguição, instabilidade de humor, pensamentos negativos, dificuldade de concentração, lentidão no aprendizado. A insônia ou o excesso de trabalho agravam o sintoma, pois a mente e o sistema nervoso estão vulneráveis, limitados e precisam de cuidados. A sobrecarga mental, juntamente com os pensamentos fixos, fazem com que o indivíduo sinta-se suscetível a qualquer contradição ou ofensa. Este último sintoma é bastante específico para o aspecto entre Saturno em Câncer em quadratura com Mercúrio em Libra, ou seja, qualquer crítica ou ataque vindo de outros, por menor que seja, causa uma reação desproporcional originada pela profunda sensibilidade, além da autodefesa exagerada.

A sensação de vazio na caixa craniana, como se não houvesse cabeça, problemas de coordenação motora e dificuldades em controlar a força durante movimentos envolvem Marte ou o signo de Áries, cuja regência é atribuída a esta região do corpo. Marte como regente da casa 3 presente no signo de Peixes ou envolvido em aspecto com Netuno pode provocar este sentimento de vazio, ausência e falta de direcionamento ou dificuldade em esclarecer situações.

A paralisia, rigidez e insensibilidade periférica, além da possibilidade de convulsões, são sintomas ligados também a Marte em Peixes e, mais especificamente, a Marte ou Áries na casa 3 ou 12 em quadratura com Mercúrio, Saturno ou Netuno.

Coffea cruda e a inquietude

Planta originária da Etiópia e da Arábia que percorreu o Egito, a Turquia até chegar à Europa de onde seu cultivo alastrou-se pelo resto do mundo. Segundo uma lenda etíope, um pastor de cabras observou a mudança de comportamento dos animais após se alimentarem das folhas da árvore de café. Dos seus grãos, retira-se o alcaloide ou princípio ativo conhecido com cafeína. A tintura base para o medicamento homeopático é extraída de seus frutos ainda crus.

Similitudes e Sincronicidades:

Graças à popularidade do café, não é difícil de se deduzir seus sintomas patogenéticos. A excitabilidade provocada ao se ingerir uma certa quantidade é praticamente comum a todos aqueles que costumam consumir diariamente o "cafezinho".

Desta forma, em doses homeopáticas, a *Coffea cruda* é indicada para aqueles cuja excitabilidade se tornou incômoda, desarmonizando a energia vital e prejudicando o indivíduo no seu dia a dia. Os sentidos apurados, as emoções à flor da pele, o excesso de sensibilidade que provoca até transtornos por susto são alguns dos sintomas que sinalizam a necessidade do uso de *Coffea cruda* e induzem significativamente a uma configuração astrológica semelhante ao *key note* homeopático: a conjunção da Lua com o Ascendente.

O Ascendente é uma linha imaginária traçada junto ao horizonte em direção ao leste, ou seja, onde o Sol nasce ao amanhecer. Mas não é apenas o Sol que ascende no horizonte, outros astros, assim como a Lua sempre percorrem a trajetória da eclíptica dos signos e a rotação da Terra é que nos faz perceber esta trajetória periodicamente. No momento em que a Lua ascende a leste, significa que ela está conjunta à linha do Ascendente. Esta é uma característica de pessoas muito sensíveis e vulneráveis a fatores, acontecimentos e ações vindos do mundo externo.

Para estas pessoas que nasceram com a **Lua junto ao**

Ascendente, a resposta sensorial frente a estímulos sempre é muito exagerada. Basta um ruído, um perfume, um toque para que elas saiam do equilíbrio e reajam desproporcionalmente e até histericamente.

A hipersensibilidade lunar, como uma espécie de mecanismo de defesa, cria a fantasia como fuga. Em outras palavras, vive o futuro criado por sua imaginação, planeja de acordo com sua capacidade de encantamento e sonhos. Trata-se de alguém que vive no "mundo da Lua", quase que literalmente. E, quando algo chama à atenção e o traz de volta à Terra, impressiona-se e agita-se.

Costumam ter boa memória, pois todas as experiências são vívidas e marcantes sensorialmente. A Lua é o astro regente do signo de Câncer. Aqueles que nascem com Mercúrio no signo de Câncer costumam ter excelente memória, além de se interessar por História e pelo passado. Também tendem a ser emotivos por causa de lembranças.

As memórias, sonhos e fantasias causam um intenso fluxo de ideias, planos e criatividade. Mas, esta intensidade mantém a mente irrequieta e ansiosa e o indivíduo é propenso à insônia. A dificuldade em "sossegar" a mente para que o sono e o descanso finalmente cheguem é característica dos aspectos tensos, especialmente a quadratura, entre **Mercúrio e a Lua**. Mercúrio representa a atividade mental, o intelecto e a qualidade da inteligência. Mercúrio em Gêmeos, por exemplo, é marca registrada de uma mente sempre ativa, curiosa e irrequieta diante de tantas possibilidades e interesses. Quando em quadratura com uma Lua em conjunção com o ascendente no signo de Peixes, a excitabilidade mental aumenta exponencialmente a sensibilidade e a vulnerabilidade sensorial formando um ciclo vicioso difícil de ser rompido. Mente inquieta e hipersensibilidade sensorial irão perceber qualquer ruído, movimento e iluminação por mais fracos que sejam impedindo a desaceleração do organismo. *Coffea cruda* é fundamental para indivíduos com esta configuração em seu mapa, especialmente quando começam a manifestar insônia.

Colocynthis e o orgulho

Planta da família das cucurbitáceas conhecida como maçã amarga, pepino amargo, cabaço do deserto, egusi, vinha de Sodoma, ou cabaça selvagem, é uma planta nativa do deserto da Bacia do Mediterrâneo e da Ásia, especialmente a Turquia, e Núbia. Cultivada na Espanha, seu fruto seco é triturado juntamente com lactose e diluído em álcool para produzir a tintura, base do medicamento homeopático.

<u>Similitudes e Sincronicidades:</u>

Os sintomas mentais, emocionais e físicos que indicam o uso de *Colocynthis* apontam diretamente para o **Sol** e seu signo de regência, **Leão.**

Considerado o signo da realeza e da nobreza, Leão é o arquétipo da auto-estima, da individuação e da exaltação do *self*. O Sol em seu máximo esplendor no signo de Leão representa o centro do "Eu Sou", a criatividade da centelha divina que busca a admiração e a aprovação por suas obras e feitos. Por isto que também representa o arquétipo do herói que, ao longo de sua saga, aprende a não se orgulhar e se refletir em suas grandes conquistas, mas compreender as forças ou os deuses que são autoridades superiores, cuja ação pode auxiliar ou limitar estas conquistas. Mitos como os de Gilgamesh ou de Hércules, heróis que tiveram que enfrentar a ira das deusas Ishtar e Hera, respectivamente, demonstram que a humildade diante do poder do inconsciente (deusas femininas) é fundamental para a realização suprema do *self*, sem a inflação do ego. E o caminho não é refletir-se nas conquistas ou realizações, mas o "agir por agir", ou seja, a "renúncia ao fruto" dos budistas ou *phala varja*.

Quando entramos em choque com nossos arquétipos pessoais ou nossas configurações planetárias de nascimento, não colapsamos nossas possibilidades e causamos caos na harmonia entre o micro e o macrocosmo. Consequentemente, causamos o caos na homeostase. Ao refletir seu amor e orgulho diretamente em suas conquistas e para o "fruto" de suas ações, nosso herói pessoal (Sol, astros em Leão) infla o ego e se sente absoluto, o único deus do alto de seu pedestal, tornando-se arrogante e irrepreensível. Ao enfrentar qualquer adversidade ou contrariedade, precisa recolher-se diante de uma força maior e revolta-se contra a divindade. Por isto que, o *keynote* de *Colocynthis* é dobrar-se sobre o plexo solar (chakra correlacionado ao Sol) devido a dores agudas no abdome, como em uma prece maometana ou como um cumprimento tipicamente oriental. Estas dores são causadas pela contração ou cãibras envolvendo a musculatura abdominal, aliviadas ao dobrar-se como se tivesse sido atingido por um soco no abdome. A persona *Colocynthis* é extremamente sensível a ofensas e à dor e, qualquer vexação ou exposição negativa a atinge em cheio na "boca do estômago", causando ira e revolta. O temperamento colérico refletido no aumento da secreção biliar é simbolizado pelo elemento Fogo, cujo padrão energético quente e seco é compartilhado por Leão ou pelo Sol.

Colocynthis também é indicado para dores ou nevralgia do trigêmeo. Segundo Rüdiger Dahlke (*A Doença como Linguagem da Alma*), este tipo de enfermidade representa a agressividade contida que precisa irromper, mas não ser internalizada por medicamentos alopáticos e tornar-se uma doença crônica.

A amargura, comum à fruta e à personalidade *Colocynthis*, é outra característica fundamental. Pequenas contrariedades que desafiam sua razão e afrontam sua nobreza e orgulho desencadeiam cólera e indignação, além das dores acima mencionadas. Por ser uma personalidade amarga, invariavelmente mal humorada e irritável, prefere a solidão.

Conium maculatum e os bloqueios

Família das umbelíferas, também conhecida popularmente por cicuta, cresce em lugares úmidos da Europa, Ásia e América do Norte. Todas as partes da planta são extremamente venenosas, especialmente, as sementes e as raízes. O caule é oco e costumava ser transformado em flautas ou apitos até perceber-se que causava envenenamento. O medicamento é preparado pela maceração da planta fresca na época da floração.

<u>Similitudes e Sincronicidades:</u>

Recomendado àqueles cuja predisposição ao câncer nos órgãos genitais, mamas, no sistema linfático e glandular em geral, advém da repressão ao estímulo sexual. Por isto que precisamos entender o significado deste adoecimento que há muito tempo aterroriza o ser humano.

Segundo Rüdiger Dahlke, *"o câncer é a expansão que mergulhou nas sombras do corpo."* A repressão da expansão natural de nossa vida, da nossa sexualidade, dos nossos sonhos e objetivos constitui uma das origens da tumoração, dos nódulos que podem vir a degenerar em câncer quando nosso sistema imunológico está em desequilíbrio.

A vivência de um choque ou de um trauma também pode congestionar nosso fluxo energético natural. Tudo aquilo que se contrapõe à nossa natureza acumula-se na forma de energia bloqueada que solidifica-se em algum sistema do organismo, geralmente, o mais vulnerável facilmente identificado no mapa de nascimento do indivíduo. Quando não manifestamos nossa Vontade, quando reprimimos nossa expansão, essa repressão bloqueia o fluxo natural de conteúdos do inconsciente para o consciente, causando distorção energética até sua solidificação no plano físico.

A gênese do câncer que ocorre em nível celular leva, na verdade, a uma *"ego-trip"* da célula que quer se libertar, se manifestar contra a normose e da submissão das demais. Esta *ego-trip* causa a mutação da célula e o caos na organização sistêmica:

> *A célula cancerígena demonstra da mesma maneira crua seu enorme problema de comunicação, reduzindo todas as relações de vizinhança a uma política da cotovelada agressivamente reprimida. Como a energia nascida de sua imaturidade virginal, ela não tem escrúpulos em fazer valer a lei do mais forte e, espremendo seus vizinhos mais frágeis contra a parede, ela os destrói ou os transforma em escravos. Ela sacrifica o acesso ao padrão das estruturas adultas em favor da independência. Ela desistiu da comunicação com o campo de desenvolvimento para o qual tinha sido destinada em favor do egoísmo e de reivindicações de onipotência e imortalidade.* (DAHLKE, Rüdiger. A Doença como Linguagem da Alma. 1999)

Em vista do tropismo voltado à região genital, além do perfil reprimido sexualmente por dogmas morais ou religiosos, existe uma ênfase em **Escorpião e Plutão**, seu regente, no temperamento *Conium maculatum*. O próprio Dahlke em seu "A Doença Como Símbolo" revela na "cobertura do princípio original" do adoecimento por câncer genital como Plutão em tensão com Júpiter em Câncer. Júpiter representa a expansão na Astrologia, a aventura e a falta de limites que, sob aspectos tensos com Plutão acaba distorcendo a expansão tornando-a compulsiva por causa do controle plutoniano. Sabemos que a proibição e o excesso de repressão, especialmente na puberdade, pode ocasionar um efeito contrário e distorcido, exagerado.

Plutão é um astro transaturnino e não percebemos sua influência diretamente no âmbito consciente. Sem perceber e, até por questões traumáticas como perdas ou abusos, optamos pelo controle ou autocontrole obsessivo. Este tipo de atitude acaba por desviar o propósito plutoniano de desapego e transmutação, passando a manifestar-se na forma autodestrutiva tanto nas atitudes controladoras e repreensivas como a nível celular.

Outro sintoma que pode ser visto como desdobramento da repressão da sexualidade é a melancolia, a depressão que pode chegar até à disposição suicida, um traço marcante de aspectos tensos de Plutão, especialmente, com o Sol. A abstinência sexual é a negação de uma das nossas fontes energéticas mais importantes. Esta negação corrompe nossa natureza humana.

O apego a pessoas ou a bens também constitui a patogenesia do medicamento, pois o medo de perder alguém ou algo se reflete no eixo complementar entre os signos de Touro e Escorpião. A presença de Plutão ou, até mesmo, de Saturno em Escorpião oposto a qualquer astro pessoal como a Lua em Touro, por exemplo, representa tendência à conservação, evitando-se ou temendo-se qualquer perda ou mudança.

Ferrum metallicum e a agressividade

Metal facilmente encontrado na Natureza, geralmente combinado com outros minerais. O medicamento homeopático é obtido através da trituração do ferro com lactose.

Similitudes e Sincronicidades:

O ferro é atribuído alquimicamente ao planeta **Marte**. Marte ou Ares é o deus da guerra na mitologia greco-romana, para quem os guerreiros e soldados rezavam antes das batalhas, rogando pela vitória contra o inimigo. Marte é filho de Zeus e Hera, famoso pela sua coragem, impetuosidade, mas também pelo intelecto pobre.

Marte em nosso mapa astrológico de nascimento representa como agimos, a qualidade das nossas ações e impulsos, a vitalidade e o poder do nosso herói interno. Nas casas astrológicas, ele indica onde são dirigidas as ações e os impulsos instintivos, além da área onde empregamos nossa capacidade de luta, defesa e pioneirismo.

Quando precisamos de *Ferrum metallicum*, ou seja, o ferro homeopatizado? Quando, por alguma circunstância natal ou cíclica, nosso Marte encontra-se afligido pela sua localização ou por aspectos restritivos (Saturno), destrutivos (Plutão) ou dispersivos (Netuno), principalmente. Fisicamente, os sintomas são astenia ou anemia, devido à redução de hemoglobina (metaloproteína que contém ferro, presente nos glóbulos vermelhos do sangue). Além de ser possível evitar os sintomas físicos por meio da alimentação, também podemos observar os sintomas energéticos, mentais e emocionais prevenindo o desencadeamento dos sintomas físicos. A agressividade, por exemplo, denota uma inconformidade entre Marte e o Ascendente do mapa natal.

Nos temperamentos hipocráticos, Marte corresponde ao colérico ou bilioso, cuja função reativa exige um desempenho muscular intenso e constante, acarretando o cansaço e a prostração mediante qualquer esforço. É realizador, conquistador, determinado em cumprir seus deveres. Porém, diante de qualquer obstáculo ou contrariedade, torna-se violento, bruto e despeja sua cólera ou raiva contida. Costumam ser radicais em seus julgamentos. Só existe o certo e o errado, sem meios termos.

Brigas e discussões esgotam esta personalidade colérica facilmente, irritam-se por bagatelas. Tem propensão às hemorragias e cefaleias, uma vez que o sangue também é atribuído a Marte e; a região do crânio, a Áries, signo cuja regência pertence à Marte.

Gelsemium sempervirens e a sensibilidade lunar

Arbusto trepador nativo do sul dos EUA, cujo desabrochar das flores se dá na primavera, exalando um delicioso perfume. Conhecido popularmente como jasmim silvestre ou jasmim amarelo.

A tintura homeopática é obtida pela trituração de suas raízes colhidas um pouco antes da floração.

Similitudes e Sincronicidades:

Gelsemium sempervirens é um medicamento homeopático cuja similitude tem enfoque naqueles que apresentam hipersensibilidade nervosa e transtornos diante de qualquer notícia que provoca excitação ou emoções violentas. Em contrapartida, sua sensibilidade e vulnerabilidade deflagra o medo de falar ou se apresentar em público.

Por causa desta sensibilidade exacerbada, também tendem a desequilíbrios psicossomáticos como a afonia às vésperas de uma prova oral, por exemplo. Qualquer estímulo ou desafio afeta exageradamente o sistema nervoso e os reflexos emocionais, causando tremores, insônia ou diarreia.

Na Astrodiagnose, a sensibilidade é um assunto lunar. A **Lua** no mapa astrológico de nascimento representa as emoções e como lidamos com aquilo que nos afeta e sensibiliza. Entretanto, quando as reações emocionais são exageradas diante de qualquer estímulo, notícia ou desafio, a Lua deve necessariamente estar conectada ao nosso **Ascendente**. O Ascendente é uma espécie de "portal" pelo qual interagimos com o meio ambiente. Se somos muito vulneráveis diante deste meio por seus estímulos e, também reagimos psicossomaticamente, a Lua está em conjunção a nosso Ascendente. Em outras palavras, por ocasião do nascimento do indivíduo, a Lua estava ascendendo (nascendo) a leste no horizonte.

Existem outras conexões entre a Lua e o Ascendente como aspectos menos intensos no que se refere às reações emocionais, tais como o trígono, a quadratura e a oposição.

O signo onde se encontrava a Lua no nascimento também é um fator que aumenta ou diminui a sensibilidade e a vulnerabilidade psíquica do indivíduo. A **Lua em Câncer ou em Peixes conjunta ao Ascendente** tem a maior possibilidade de reagir psicossomaticamente diante de qualquer estímulo do que as demais configurações.

Enfim, existe uma gradação no contato entre Lua e Ascendente e a sensibilidade ou a vulnerabilidade do indivíduo diante dos acontecimentos que o cercam.

O jasmim é atribuído à **Lua e a Júpiter** por diversos autores dedicados ao estudo da Herbologia e da Espargiria como Culpeper, Paracelso, Tisserand e Junius. Júpiter é o planeta da expansão na Astrologia e, em contrapartida, do exagero. Aspectos como a quadratura ou a oposição causam compulsões, distorções e exageros, o que também pode levar a reações hipersensíveis em decorrência de fatos ou estímulos externos.

Graphites naturalis e a frustração capricorniana

Trata-se do carbono quase puro, misturado com ferro. A preparação da tintura-mãe é feita com os melhores lápis ingleses, cuja matéria-prima é encontrada nas minas da Bavária ou da Inglaterra.

O grafite é um isômero do diamante: têm a mesma fórmula molecular, mas diferentes disposições atômicas.

<u>Similitudes e Sincronicidades:</u>

Graphites naturalis é "quase" um diamante. Não é nobre ou caro o suficiente para se igualar ao brilho da pedra preciosa, apenas por uma diferença molecular. Da mesma forma, aqueles que se não se sentem agraciados pela Fortuna, pois não conseguiram o prestígio que julgam merecer, tornam-se depressivos, melancólicos ou, até mesmo, invejosos por não chegarem ao topo de sua carreira ou realizarem seus sonhos.

O signo obstinado por chegar ao topo da montanha e cumprir com seus objetivos é **Capricórnio**. Signo de Terra, modalidade Cardinal, tem a força e o instinto para construir os degraus até o topo, reage poderosamente se pressionado, planeja estrategicamente seu caminho, possui maturidade para compreender o Tempo e seus ciclos. Com trabalho e resiliência, Capricórnio chega ao auge, atinge o êxito e o devido *status* de competência e honra.

No entanto, sob os desafios em sua manifestação humana no mundo material, este arquétipo reage por meio de sintomas nos sistemas físicos de sua regência, em especial, a pele. A pele, além de ser nosso "invólucro", estabelece limites entre nossa individualidade e o mundo exterior. Por isto que é um órgão capricorniano ou saturnino, visto que Saturno, além de regente de Capricórnio, é o astro que estabelece os limites tanto no Sistema Solar – é o último astro visível a olho nu – quanto nas nossas vidas materiais.

A frustração capricorniana por ter "quase" atingido suas metas, mas não ter superado seus limites ou dificuldades, pode expor-se através de sintomas mentais, emocionais como depressão, melancolia, insegurança, timidez, desconfiança por ter sido alvo de traição ou desonestidade, ressentimento por não perceberem o "brilho" de seu diamante interno, ou seja, seu valor. Fisicamente, os sintomas atingem a pele com lesões como eczemas, erisipelas, psoríases, erupções, quelóides, quistos sebosos e pápulas. Estes sintomas são exclusivamente psicossomáticos, ou seja, o sentimento de rejeição e de desvalorização irrompe em danos à auto-estima. Desta maneira, o indivíduo externaliza este sentimento em forma de doenças na pele.

A associação entre o órgão capricorniano e a exteriorização de sua insatisfação e frustração demonstra outra similaridade astrológica: tudo aquilo que exteriorizamos, representamos ou demonstramos ao mundo a nossa volta é representado pelo signo Ascendente. O ascendente é nossa "máscara" ou *persona*, na linguagem da psicologia junguiana. Ele realiza a conexão entre o "eu" e o "outro"; entre minha individualidade e o ambiente que me cerca. Portanto, podemos apreender que os sintomas expostos no nosso órgão de maior visibilidade externa (pele) está correlacionado com o Ascendente. Em outras palavras, o **Ascendente no signo de Capricórnio**, quando em desequilíbrio, manifesta sua insegurança ou frustração por meio de doenças na pele, principalmente, em momentos de baixa auto-estima, quando se sente um "papel carbono" e não um "diamante" brilhante.

Quando o signo **Ascendente é Capricórnio e Saturno localiza-se no Meio-do-Céu**, ou seja, no zênite do mapa astrológico de nascimento, o esforço e as dificuldades para atingir-se o êxito nos planejamentos e sonhos é ainda maior. A probabilidade de Saturno estar localizado também no signo de Libra condiz com o impedimento vindo dos outros, ou com a falta de favorecimentos provenientes de pessoas que poderiam ajudar, mas se recusam. Esta configuração aumenta o estado melancólico e o sentimento de desvalorização daquele que "poderia ter sido, mas não foi".

A utilização do medicamento homeopático *Graphites naturalis* tem como função primordial a melhoria da auto-imagem e da auto-estima a partir do interior para, consequentemente, refletir em seu Ascendente (pele) a melhora do estado de espírito. De acordo com a lei de Hering, a cura deve ser de "dentro para fora" e nunca o contrário. Quando o foco é apenas a cura da pele, pode ocorrer a supressão, uma vez que as afecções da pele nada mais são do que a exposição de emoções e sentimentos. Ao bloqueá-las, corremos o risco de internalizar a doença, podendo atingir órgãos vitais.

Portanto, a diluição de *Graphites naturalis* deve levar em conta o estado de espírito do consulente e sua visão da atual realidade em que se encontra. A partir do momento em que ele recupera sua auto-estima e autoconfiança para superar bloqueios saturninos ou enfrentar a depressão advinda da frustração, pode-se aguardar o segundo estágio da cura, ou seja, a harmonização do seu contato com o ambiente através da pele.

Hepar sulphur e a explosão marciana

Medicamento obtido pela combinação de partes iguais de pó de enxofre puro e pó fino de conchas de ostras (*Calcarea ostrearum*).

Similitudes e Sincronicidades:

> *"A genialidade e espírito alquímico de Hahnemann são os responsáveis pela invenção desse medicamento."* Brunini

O *Hepar sulphur* ganhou alguns apelidos nas Matérias Médicas como "bisturi homeopático" e "incendiário da Matéria Médica". Aquele que detém um pouco de conhecimento da Astrologia reconhece instantaneamente que estes apelidos podem se referir a uma personalidade cujo mapa astrológico de nascimento tem **Marte** proeminente.

Na mitologia greco-romana, Marte é o deus da guerra. Famoso por sua destreza com armas (bisturi), por sua coragem, impulsividade e cólera, e por sua pouca sutileza ao agir de forma instintiva e descontrolada. Marte é regente de Áries, elemento Fogo (incendiário).

De fato, a dinâmica miasmática do temperamento bilioso do indivíduo *Hepar sulphur* condiz com Marte em seu Ascendente, que o projeta a atitudes rápidas, instintivas e impensadas podendo acarretar arrependimentos. E tais atitudes irracionais vão desde uma reação agressiva a um simples toque até a fúria assassina.

Existe outra característica fundamental deste enfermo, cujas erupções cutâneas tendem à supuração e, as feridas, ao sangramento abundante: é a repressão saturnina.

"No plano sintomático, o retido/reprimido pretende romper fronteiras do subsolo para chegar à certeza (consciência). Aquilo que se projeta do subterrâneo costuma apresentar aspectos sombrios." Dalhke

Os aspectos de **Saturno** a astros pessoais, inclusive a

Marte, representam um indivíduo que nasceu em um ambiente opressor ou amedrontador. Se, aliado aos aspectos saturninos, ele tiver Marte conjunto a seu Ascendente ou à sua Lua natal, ele pode desenvolver um temperamento *Hepar sulphur*.

Problemas de memória em um momento de irritabilidade, erros ou atos falhos ao falar e ao escrever são características do contato tenso entre Saturno e Mercúrio, principalmente se for uma quadratura (90º). Variar da mais absoluta apatia melancólica para a explosão rancorosa é típico daqueles que têm sua energia vital comprometida por uma quadratura entre Saturno e o Sol ou Marte natais. Choro violento e compulsivo, tristeza combinados a edemas ganglionares e reações violentas desproporcionais a qualquer estímulo revelam o contato entre Saturno em um signo de Fogo com a Lua em Água (Saturno em Áries em quadratura com a Lua em Câncer, por exemplo).

Os casos mais críticos que provocam incêndios ou são levados ao suicídio e a assassinatos também podem ter aspectos entre Plutão e Marte, sendo que a localização de Marte acarreta a sensibilidade e a impulsividade extrema como no caso de Marte no Ascendente em signos de Fogo ou Ar.

Esta personalidade turbulenta pode ser conduzida a realizar seu salto quântico ao longo da vida pelo aconselhamento terapêutico que resgata sua autoconfiança, tratando essencialmente dos seus aspectos saturninos que acarretaram esta supressão instintiva. O alquimista Hahnemann entendeu profundamente esta personalidade quando combinou a ostra com o enxofre: a ideia primordial desta união é revelar a "pérola" ou a "pedra filosofal". Em outras palavras, a repressão de uma vida não precisa vir à tona como uma explosão vulcânica supurando lavas para todos os lados, mas ela pode se transformar em algo precioso se for levado à luz do conhecimento como Prometeu fez com o fogo.

Hyosciamus niger e os extremos de Escorpião

Solanácea original da Europa e Ásia Ocidental que aclimatou-se na América do Norte e sul do Brasil. Cresce em lugares sombrios, em meio a escombros e terrenos inférteis. As folhas e flores exalam um odor desagradável.

O medicamento é obtido pela tintura preparada com a planta inteira no começo de sua floração.

<u>Similitudes e Sincronicidades:</u>

É fácil identificar as similitudes entre astros e signos com os reinos animal, vegetal e mineral. Basta conhecer os padrões energéticos e arquetípicos. No entanto, ao longo da minha pesquisa sobre os medicamentos homeopáticos, nenhum é tão evidente quanto a similitude entre *Hyosciamus niger* e o mais profundo e crítico desequilíbrio de **Escorpião.**

Cabe aqui uma observação: dos 12 signos zodiacais, Escorpião é o alvo favorito das *fake news* da astrologia *fast food*. O sexo, a morte, as perdas, a psique profunda são alguns dos itens que compõem o mundo arquetípico escorpiônico que causam polêmica e, em muitos casos, incômodo. Quando algum assunto causa incômodo, é mais fácil ridicularizá-lo de tal forma que o incômodo individual prolifere e se popularize como estereótipo para os demais possíveis incomodados. A partir desta distorção, o preconceito contra Escorpião e seus nativos começa a "colar" no imaginário simplório dos que nem conseguem atingir a ponta do *iceberg* do conhecimento astrológico.

Dito isto, devemos levar em consideração que os assuntos intensos e profundos de Escorpião podem desencadear, em contrapartida, problemas intensos e profundos também. E estes problemas estão na matéria médica do *Hyosciamus niger*.

O ciúmes e seus correlatos (desconfiança, suspeita etc) são as principais manifestações do desequilíbrio deste *similimum* escorpiônico. Como estamos tratando de extremos, ou seja, de um medicamento dedicado a crises, surtos e convulsões desencadeados no universo em desequilíbrio do signo de

Escorpião, o ciúmes de *Hyosciamus* é extremo, agressivo, insultuoso.

Delírio erótico, exibicionismo, linguagem obscena, ninfomania revelam outro ponto fundamental para o signo de Escorpião que é a sexualidade. A fixação caótica e doentia manifesta este estado delirante, inclusive, os estados de histeria.

No corpo físico, o foco também é dirigido ao aparelho excretor – parte do organismo regida por Escorpião – e os sintomas oscilam entre a diurese e a diminuição do fluxo de urina; além da constante vontade de defecar sem efeito.

Verificadas estas similaridades, o medicamento também pode ser empregado para convulsões, alcoolismo que beira o *delirium tremens*, depressão que desencadeia insolência e insultos. Existe um leque de manifestações emocionais e mentais que são sintetizadas na depressão. A reação agressiva e insultuosa em decorrência da depressão induz o tratamento por *Hyosciamus*. Ele também é utilizado quando, após a crise delirante, instala-se no indivíduo o estupor com perda de memória e diminuição da capacidade intelectual.

Para finalizar: todo o indivíduo que tenha algum astro pessoal, ascendente ou, até mesmo, um *stellium* (agrupamento de 3 ou mais astros) em **Escorpião** pode desenvolver os sintomas acima? Não necessariamente. O determinismo não faz parte da Homeopatia, nem da Astrologia. Tanto a Homeopatia clássica quanto a Astrologia quântica e hermética levam em conta a individualidade e as respectivas escolhas inerentes do nosso livre arbítrio. Um indivíduo com um *stellium* em Escorpião pode escolher se aprofundar em sua psique, ou sombras, enfrentar suas crises ou seu inferno pessoal entendendo a necessidade de transmutar suas emoções, e não controlá-las a fim de satisfazer qualquer imposição externa. Transmutar as emoções também significa vivenciar a própria sexualidade de forma prazerosa, sem culpas, medos ou remorsos. O medo da água, até mesmo de bebê-la, associado a *Hyrosciamus niger,* é o aspecto chave do medicamento. O elemento Água representa o temperamento cuja ênfase está nas emoções e sentimentos.

Ignatia amara e a determinação jesuíta

O medicamento é obtido a partir das sementes da Fava de Santo Ignácio, por quem foi descoberto, quando era um peregrino jesuíta. Lembremos que o método da diluição homeopática já era utilizada por Paracelso e foi sistematizada posteriormente por Hahnemann.

O vegetal cresce em forma de "trepadeira" e é original das Filipinas e do extremo Oriente.

<u>Similitudes e Sincronicidades:</u>

Ignatia amara é conhecido como "medicamento para o luto". Desta forma, podemos associá-lo facilmente aos ciclos de **Plutão** que promovem grandes mudanças na nossa vida na forma de perdas. No entanto, *Ignatia amara* é mais complexo em sua similitude. Plutão é atributo principal na sincronicidade na ação de *Arnica montana*, principal medicamento para traumas físicos e emocionais. A complexidade do "luto" ou da perda de *Ignatia* vai além, devido a seus sintomas de origem mental e emocional.

Mas vamos começar pelo responsável por sua descoberta. Santo Inácio de Loyola, nascido Iñigo López de Oñaz y Loyola, foi ferido em combate no exército espanhol em 1521 e, a partir daí, dedicou-se à leitura de textos filosóficos buscando a salvação cristã de sua alma. No ano seguinte, resolveu renunciar a todos os bens e confortos da vida material e dedica-se a extensas orações, jejuns, e à peregrinação a Jerusalém. Fundou a Companhia de Jesus, cujos adeptos são conhecidos como "soldados e Cristo" ou "jesuítas". O objetivo destes soldados era praticar a caridade, ensinar e difundir a doutrina católica.

Percebe-se que Iñigo ou Inácio foi um exemplo de resiliência e de coragem frente às adversidades de uma guerra. Ele transformou a dor, o sofrimento e os traumas em fé e na busca pela expansão da religiosidade que acreditava ser a salvação da alma de todos os seres humanos. Também conseguiu adaptar a disciplina e a determinação militar aos ensinamentos e conversões cristãs. Estes também são os fundamentos do medicamento por similitude, e também por sincronicidade.

A mortificação, o extremo sofrimento e a tendência ao suicídio da personalidade *Ignatia amara* é consequência de sua hipersensibilidade. Dos três signos atribuídos ao elemento Água, Peixes é o mais sensível. A reação mais comum de **Peixes** diante de traumas, perdas ou outras adversidades é o escapismo na forma de regressão à infância, reação esta compartilhada também por **Câncer**; compulsões como qualquer vício (bebida, comida, trabalho etc) ou projeção da culpa para o outro. Adaptei as reações acima do capítulo dedicado ao medicamento no livro "Matéria Médica Homeopática Interpretada" de Carlos Brunini aos dois signos emocionais.

Crianças *Ignatia* podem sofrer transtornos mentais após castigos, tamanha sua sensibilidade. Observem a importância em conhecer o mapa natal dos pequeninos que ainda têm tanto a enfrentar no futuro!

Por serem românticos e escapistas, os indivíduos cuja influência de **Peixes ou Netuno** nos astros pessoais ou Ascendente são pegos desprevenidos diante das armadilhas da vida repletas de perdas, mudanças e, principalmente, decepções amorosas. Fatos normais para indivíduos mais racionais podem vir a ser grandes focos de sofrimento e traumas duradouros.

É importante observar outra sincronicidade ligada a este medicamento. Peixes refere-se à Era Cósmica que já dura mais de dois mil anos e está dando lugar à Era de Aquário. **Jesus Cristo** é considerado o avatar da **Era de Peixes** pelos cristãos por causa de seus ensinamentos sobre o amor incondicional, o perdão e o acolhimento dos mais fracos e sofredores. Portanto, não existe nenhuma coincidência entre o nome do vegetal, o jesuíta e os atributos astrológicos.

O humor variável e as reações paradoxais (rir em situações tristes e chorar nas alegres) presumem o contato entre **Urano e a Lua presente em Peixes ou Câncer** no mapa natal. Este contato entre o astro "rebelde e diferente" com o luminar que representa nossas emoções e humor causa vulnerabilidade diante de situações e tende a distorcer as reações diante delas.

A melancolia e o sentimento de culpa advindos das perdas amorosas, de pessoas ou objetos queridos remetem ao contato tenso de **Saturno com Mercúrio**, sendo que um dos dois nos signos de Câncer ou Peixes. Saturno em Sagitário em quadratura com Mercúrio em Peixes é um bom exemplo deste temperamento melancólico.

Ignatia amara também é indicado nos casos de histeria durante a TPM ou menopausa com perda do controle emocional, instabilidade de humor e todos os outros sintomas descritos acima. Quando percebe-se a tendência a chamar a atenção do ambiente e das pessoas próximas, podemos identificar o **Ascendente em Leão**, sendo que o Sol – regente natal – deve possivelmente estar em Peixes ou Câncer recebendo aspectos de Júpiter em signo do elemento Fogo – Sagitário ou Áries.

Por sincronicidade, a cura desenvolvida por meio do tratamento por *Ignatia amara* é a disciplina do autocontrole, e a força e determinação frente às instabilidades e sofrimentos da vida.

Kali carbonicum e o mito da Fênix

Carbonato de potássio: sal incolor encontrado após a calcinação alquímica dos vegetais.

Similitudes e Sincronicidades:

Assim como o sal alquímico obtido pela calcinação, ou seja, submeter o vegetal a altas temperaturas até ser transformado em cinzas, o indivíduo chegou a um ponto em que necessita do renascimento a partir da eliminação ou libertação de velhos paradigmas. Ele sufoca, sem ar, sem oxigênio, sente-se preso e asfixiado, ansiando por independência, liberdade e renovação.

Desta forma, *Kali carbonicum* representa o mito da Fênix, pássaro que vive ao longo de 500 anos e, ao morrer, transforma-se em cinzas e renasce jovem e vigoroso.

Os astros transaturninos responsáveis pela libertação e pela transformação são **Urano (libertação) e Plutão (transformação)**. Seus longos ciclos sobre o mapa de nascimento do indivíduo provocam rupturas de padrões estabelecidos na ilusão do controle ou da determinação do cumprimento de um projeto de vida, por exemplo. Eles indicam a necessidade de realizar saltos quânticos evolutivos por meio do entendimento de novos padrões e do enfrentamento de desafios. Seus ciclos estão ativos naquelas fases da nossa vida em que vivenciamos perdas, mudanças, demissões, fins de relacionamento etc. Quando impomos a resistência a estes ciclos naturais de dissolução, acreditando que nada pode obstruir o andamento de um determinado projeto de vida, a angústia, a ansiedade, a depressão e o sufocamento entram em cena desequilibrando nossa homeostase. *Kali carbonicum* pode atuar na recuperação deste equilíbrio durante estes ciclos como *similimum momentum*, ou seja, o medicamento homeopático recomendado durante fases críticas de resistência e comprometimento da saúde psíquica.

No entanto, *Kali carbonicum* não atua apenas no sistema nervoso. As afecções respiratórias como pneumonia, bronquite, asma também participam de suas atribuições patogenéticas. Na Astrologia, o sistema respiratório está correlacionado ao signo de Gêmeos, enquanto o sistema nervoso, a seu regente, **Mercúrio**.

Outros sintomas do sistema nervoso como bipolaridade ou antagonismo consigo mesmo como alternâncias de humor; depressão x excitação; indecisões; sentimento de solidão x repúdio social também são atribuídos à "sombra" do signo de **Gêmeos**, principalmente, no que se refere ao racionalismo exacerbado em detrimento da intuição ou da vida espiritual.

De acordo com o Dr. Rüdiger Dahlke, a falta de ar provocada por problemas do sistema respiratório como asma, bronquite ou pneumonia representam problemas de conexão através da comunicação, ou seja, dificuldade em se expressar. Neste caso, é fundamental que o terapeuta observe a configuração de astros pessoais ou ascendente no signo de Gêmeos, além de respectivos aspectos, para compreender a origem desta situação ou sintoma. A localização de Mercúrio no mapa natal, além de aspectos desafiadores com Saturno ou Urano, podem contribuir para alternâncias de humor, além da dificuldade em entender e participar dos ciclos regeneradores e transformadores.

Lac caninum e o mito de Cérbero

Sarcódio preparado a partir da dinamização do leite de cadela.

Similitudes e Sincronicidades:

Logo quando comecei a estudar a ciência da Homeopatia, percebi que ela faz parte da medicina holística e preventiva. As conexões entre o processo da cura e o arquétipo cujo medicamento ou substância está inserida são indubitáveis. Se todos os médicos e terapeutas tivessem esta visão, iriam se surpreender em como suas recomendações se tornariam mais eficazes, sem ter que recorrer às "tentativas e erros" comuns, ou a *softwares* que automatizam suas prescrições por meio da estatística. O entendimento das sutilezas nos policrestos homeopáticos é a chave para a riqueza que a cultura e filosofia homeopáticas proporcionam: a cura holística e simultânea nos quatro corpos de manifestação, ou seja, o energético, o físico, o emocional e o mental. A visão fragmentada do médico ou do terapeuta homeopata que visa a cura apenas do corpo físico ou outro é a principal responsável pelo descrédito desta fantástica cura holística que é a Homeopatia.

Feita esta introdução necessária a *Lac caninum*, devo acrescentar que o estudo das simbologias e das mitologias é necessário a qualquer profissional da medicina holística, pois sua visão irá expandir-se até se tornar monista, entendendo o microcosmo como um reflexo do macrocosmo. Quando comecei a estudar o medicamento obtido pela diluição do leite de cadela, logo me veio à mente o cão mais famoso da mitologia greco-romana: Cérbero, o cão de guarda de Hades (Plutão), que vigia os portões do submundo impedindo a passagem de qualquer ser vivo e o retorno das almas ao mundo dos vivos.

Cérbero é um monstro assustador, filho de Équidna (metade mulher, metade serpente) e Tífon. Algumas histórias contam que ele possui entre 3 a 50 cabeças de cachorro e 100 de serpente. Outras dizem que ele possui 3 cabeças gigantescas de cão e a cauda é formada por serpentes.

Lac caninum é um medicamento para extremos: visões, ilusões e sonhos com monstros horripilantes que prejudicam sobremaneira a vida normal, pois o medo paralisa. As visões e os sonhos se confundem com a realidade e o indivíduo tenta encontrar os monstros e as serpentes debaixo dos móveis, ele acredita que elas saíram do mundo fantástico para o assombrarem. Juntando-se ao medo de cair escada abaixo, é evidente que o indivíduo está passando por alguma exposição a conteúdos psíquicos provindos de traumas ou medos. Infelizmente, algumas terapias que prometem milagres e curas rápidas podem desencadear um estado neurótico ou psicótico no paciente e, ao invés de confortá-lo e agir a favor de sua cura, acabam piorando seu estado vulnerável.

"Todos os leites deveriam ser potencializados, eles são nossos remédios mais excelentes e alimentos no começo da vida animal. Portanto, correspondem aos nossos primórdios da mais íntima natureza física." James Tyker Kent

Na citação acima, Kent demonstra a importância do cuidado que o leite materno propicia representando alimento, prevenção contra doenças e segurança logo nos primeiros estágios da vida do ser. O leite materno, a alimentação e a proteção estão intimamente ligados à **Lua** no mapa natal do indivíduo. **A Lua em Câncer no Ascendente**, por exemplo, revela uma personalidade umbilicalmente ligada à mãe, ou seja, tende a prolongar a dependência em relação ao afeto ou à proteção maternas. A posição relevante da Lua também revela a sensibilidade do indivíduo : quanto mais sensível, mais vulnerável a ocorrências no campo psíquico ou sutil, pois possui a capacidade de entrar em contato com o mundo invisível a ponto de ver ou sonhar com monstros.

Estas crises de pânico ou terror provindas de visões ou sonhos também podem ser ocasionais e desencadeadas por **ciclos plutônicos ou netunianos** que potencializam estas tendências.

Os sonhos com serpentes, especificamente, remetem à energia da Kundalini, simbolizada por uma serpente adormecida no chakra raiz que desperta no decorrer de práticas meditativas ou trabalhos mágicos. Em pessoas sensíveis ou vulneráveis, cuja posição da Lua no mapa natal é relevante, além da predominância do elemento Água, as práticas de elevação da Kundalini devem ser muito ponderadas para que não se corra o risco de confundir a percepção entre o mundo visível e invisível.

Voltando à mitologia greco-romana, levar Cérbero à luz é um dos 12 Trabalhos de Hércules, herói solar. Com a finalidade de libertar Prometeu do Hades, ele teria que derrotar o monstro guardião antes. A própria história de Prometeu também é "iluminada", uma vez que ele provocou a ira de Zeus a tentar levar o fogo à humanidade. Em outras palavras, o trabalho do herói solar é expor os monstros (sombras) à luz do conhecimento a fim de acabar com o medo e a ignorância advindas da falta de luz!

Portanto, *Lac caninum* tem o poder de trazer à luz da consciência os monstros, terrores e medos; promove o discernimento do autoconhecimento que desperta os verdadeiros potenciais intuitivos, eliminando as ilusões e o descontrole que acarreta a raiva e outros sentimentos indesejados.

Lachesis trigonocephallus e a Kundalini

A *Lachesis t.* (surucucu, surucutinga, malha-de-fogo) é uma das maiores serpentes peçonhentas das Américas, atingindo 3,5 metros de comprimento. Possui cauda com escamas eriçadas, habita as florestas da Amazônia, Mata Atlântida e alguns locais de matas úmidas do nordeste brasileiro.

A tintura mãe é obtida com o veneno fresco depositado diretamente sobre o açúcar de lactose e triturado.

<u>Similitudes e Sincronicidades:</u>

Trata-se de um medicamento homeopático que deve ser recomendado com extremo cuidado e ponderação, assim como as práticas para o despertar da Kundalini.

Kundalini é o nome oriental ou hindu para nossa energia vital. Ela é representada por uma serpente enrodilhada na base da coluna vertebral em seu estado passivo, e em movimento espiral ao longo dos chakras ou centros energéticos quando ativada. Existem várias formas de despertar ou ativar a Kundalini. A mais segura é por meio da meditação e das práticas de yoga. No entanto, a ansiedade de muitos opta pelo uso de alucinógenos, que pode resultar em situações muito desagradáveis como deflagrar estados psicóticos. É aí que reside a similitude entre as duas serpentes: o veneno da surucucu e a energia kundalínica.

Considerado um clássico para a terapia que diminui os sintomas da menopausa e da TPM, o *Lachesis t.* deve ser indicado exclusivamente para mulheres que apresentam um enfoque no signo de Escorpião em seus mapas de nascimento, especialmente **Marte, Vênus em Escorpião ou Ascendente** neste signo. Este enfoque reside no fato de que os sintomas são deveras específicos e remetem ao desequilíbrio mental do signo de Escorpião: as enfermas revelam agressividade, ironia, desejo de vingança, desconfiança, ciúmes, inveja, perda do controle nos estados que antecedem a menstruação (TPM) e no climatério.

Outros desequilíbrios escorpiônicos como volubilidade, lascívia e ninfomania também são encontrados nestes temperamentos biliosos ou coléricos, cujo humor ígneo e explosivo recorre à loquacidade.

Em casos mais graves, sofrem de alucinações, como se existisse um "demônio ou poder mais forte no controle". Desta forma, acredita que perdeu seu livre-arbítrio, sente-se manipulada, ou seja, reações também comuns naqueles que utilizam alucinógenos para ativar a energia kundalínica.

Infelizmente, *Lachesis t* foi personificado como a "bruxa da matéria médica que brigou com Deus", obviamente representando a visão judaico-cristã distorcida em relação às "mulheres histéricas". Na verdade, algumas características como inconformismo frente à velhice e a constatação de que não viveu a vida em sua plenitude são consequentes à repressão da energia sexual do feminino escorpiônico ao longo de sua vida. Em outras palavras, as mulheres com enfoque escorpiônico em seu mapa de nascimento, especialmente com Vênus ou Marte em Escorpião no Ascendente, são intuitivas, sensuais e libidinosas. No entanto, sabemos que a família, as tradições e a sociedade podem julgar estas características causando repressão dos instintos da mulher por considerá-los inapropriados. A energia sexual é parte intrínseca de nossa energia vital, ou seja, da Kundalini. Reprimi-la nestes temperamentos instintivos e intensos é o primeiro passo para a provocação dos sintomas acima.

Outra analogia com a serpente é Lúcifer (portador da luz) que, na mitologia cristã, oferece o "fruto proibido da árvore do conhecimento do Bem e do Mal" à Eva. Este foi um dos episódios que, juntamente com a concepção cristã de "bruxa", oprimiram os instintos, a intuição e, consequentemente, a sexualidade feminina. Portanto, a energia kundalínica desperta e dinâmica, que também é representada por uma ou duas serpentes subindo a Árvore da Vida onde os chakras também estão inseridos, significa a liberdade do instinto sexual que equilibra os chakras e promove o funcionamento das respectivas glândulas resultando em saúde mental, psíquica, emocional e física. Além disto, o entendimento das mudanças físicas e alterações hormonais previstas tanto na TPM quanto na menopausa são entendidas como transformações naturais e assimiladas convenientemente, assim como a velhice e a morte. A conexão com a própria energia kundalínica é a conexão com a Natureza, e é assim que aqueles chamados de "bruxos" ou "bruxas" costumavam viver de acordo com o Paganismo.

Mas, repito, é fundamental que se observe o mapa de nascimento e seu enfoque no signo de Escorpião, pois cada caso deve ser tratado em sua singularidade e com seu devido *similimum*, evitando-se assim agravamentos e patogenesias desnecessários.

Lycopodium clavatum e o lugar ao Sol.

Árvores gigantescas com raízes fortes que, ao longo dos últimos 300 milhões de anos sofreram mutações genéticas em suas dimensões até chegarem ao musgo terrestre (pé-de-lobo) rasteiro que hoje habita bosques pantanosos e rochosos no norte da Europa, Rússia, Alpes e Pirineus. Não é capaz de processar a clorofila, dependendo da simbiose com arbustos próximos. O medicamento é preparado a partir de suas "sementes voadoras".

<u>Similitudes e Sincronicidades:</u>

Lycopodium vem da composição *Lykaios* (lobo) com *podium* (pé), e é inevitável buscarmos nos mitos qual o significado arquetípico deste belíssimo animal. O lobo mais famoso das lendas mitológicas é o nórdico Fenris, filho do ardiloso Loki que o criou para ser uma das bestas do Ragnarok, uma espécie de apocalipse que iria destruir todos os deuses do panteão nórdico. No começo, Fenris foi bem recebido, acariciado e adulado como um pequeno rusky por todos os deuses. Mas, cresceu e virou uma fera agressiva. Odin resolveu acorrentá-lo e, após algumas vãs tentativas, pediu aos anões ferreiros que confeccionassem uma corrente capaz de prendê-lo. Desconfiado, Fenris concordou em passar por mais este "desafio" para se soltar das correntes, mas com uma condição: que alguém colocasse a mão em sua boca durante o teste. Isto ficou a cargo do corajoso Tyr que, consequentemente, perdeu a mão. Fenris foi preso em uma rocha no fundo de uma caverna onde iria ser esquecido, escondido e isolado até o Ragnarok ou o fim dos tempos.

Unindo-se a lenda à história do musgo simbiótico que, em tempos remotos, era uma grandiosa e imponente árvore, começamos a entender a similitude do medicamento homeopático *Lycopodium clavatum* com o indivíduo que se tornou amargo por ter perdido a oportunidade de grandeza e sucesso pessoal, mas ficou relegado à obscuridade e ao fracasso. É aquele que quer o seu "lugar ao Sol", mas perdeu a autoconfiança.

O desafio das "correntes" e outras amarras que devemos superar é representado pelos aspectos de **Saturno** que impõe limites e obstáculos nas conquistas. Quando o foco é autoconfiança, resgate da potencialidade e da realização pessoal, **Saturno oposto ou em quadratura com o Sol** natal evidencia-se como a sincronicidade mais comum tanto nos mapas de nascimento, quanto nos trânsitos que têm a duração de aproximadamente um ano.

O resultado esperado deste desafio, ou seja, o salto quântico do Sol sendo desafiado pelo Senhor do Tempo, Saturno, é a força suficiente para a superação das armadilhas nas quais a sincronicidade nos lança a fim de desenvolvermos mobilidade e destreza para adentrar em uma nova etapa evolutiva. O amargor, a frustração e o sentimento de menos valia é decorrente do desequilíbrio e da necessidade de apoio terapêutico. Em muitos indivíduos, porém, a frustração pode aumentar a ponto de tornarem-se lobos tirânicos, autoritários e agressivos. Reação típica instintiva de autodefesa, quando Saturno ou o Sol estão em algum signo do elemento Fogo. Por exemplo: Saturno em Áries em quadratura com o Sol em Capricórnio; ou Saturno em Aquário oposto ao Sol em Leão. Outros indivíduos reprimem a frustração e assumem a posição submissa, "engolindo sapos" ou "puxando saco" tal qual a convivência simbiótica do musgo. A submissão, adaptação e inércia estão ligadas energeticamente aos elementos Água e Terra. Exemplos para estas situações: Saturno em Peixes oposto ao Sol em Virgem; ou Saturno em Touro em quadratura como Sol em Aquário.

A Homeopatia Clássica é uma terapia holística e preventiva devendo ser usada, de preferência, a partir da manifestação dos sintomas emocionais, energéticos e mentais antes que os mesmos progridam para o corpo físico, quando o desequilíbrio energético se materializa. Desta forma, o terapeuta também deve estar atento para sintomas como hipertensão arterial e úlcera que ocorre principalmente nos temperamentos cujo elemento predominante é Fogo (Saturno ou Sol em Áries, Leão e Sagitário). Quando o indivíduo apresentar litíase biliar, renal ou disfunção hormonal (hipotireoidismo, por exemplo) e, Saturno e o Sol envolverem os elementos Água e Terra (Touro, Virgem, Capricórnio, Câncer, Escorpião e Peixes), o terapeuta deve investigar as reações do cliente quanto aos fracassos e falta de realização em sua vida pessoal e profissional ao longo de sua historicidade.

"Cada medicamento, assim como cada indivíduo tem sua história de vida, seu padrão de comportamento, suas peculiaridades, cabendo ao homeopata combinar os sintomas montando um retrato falado de seu paciente. Pelos fundamentos homeopáticos, devemos sempre encontrar relação entre nosso paciente e os reinos vegetal, animal e mineral." Brunini

Mercurius solubilis e a Mente.

Metal prateado brilhante, líquido na temperatura ambiente. Na natureza, é encontrado na forma de sulfeto vermelho de mercúrio ou cinabre.

Similitudes e Sincronicidades:

Mercúrio é o astro que corresponde à Mente no mapa astrológico. De acordo com sua localização por signo e casa astrológica, podemos antever o potencial intelectual e comunicativo do indivíduo. Mercúrio em Áries na casa 4, por exemplo, representa alguém que herdou a mente rápida de algum antepassado, além da respectiva ansiedade e do espírito beligerante, tendendo ao egocentrismo.

Desta forma, não é difícil de entender que *Mercurius solubilis* é recomendado diretamente em casos de distúrbios mentais e intelectuais como: déficit de atenção, dificuldade de concentração, letargia mental e descompasso entre mente e o corpo. Este descompasso é entre a letargia mental e a excitação física, o que gera consequentemente cansaço físico, irritabilidade e ansiedade.

A letargia mental é frequentemente associada aos **aspectos de Mercúrio com Saturno**, especialmente, a quadratura. Isto não significa falta de inteligência, mas uma velocidade mais lenta do processo de raciocínio. O problema é que este aspecto também tende à depressão e à melancolia que, quando não trabalhadas por meio das devidas práticas terapêuticas, podem degenerar em atitudes destrutivas ou autodestrutivas.

É importante identificar não apenas Mercúrio no mapa natal e seus aspectos, mas também os trânsitos e ciclos planetários ao longo de nossa vida, que interferem com este planeta. Em outras palavras, mesmo que não tenhamos uma tendência a qualquer problema relacionado à mente desde o nascimento, os trânsitos de astros distantes podem pontuar algum período em que, sincronicamente, estamos enfrentando algum trauma, estresse, perdas, ou seja, qualquer ocorrência que afete nossa saúde mental. Aspectos como uma oposição de Urano, por exemplo, podem durar anos e acarretar perda da memória por separações, mudanças repentinas e tantas outras situações que qualquer um de nós está sujeito a passar. Identificar o período dos ciclos e trânsitos sobre o Mercúrio de nascimento pode antecipar o processo terapêutico e prevenir seus sintomas.

Phosphorus e as Conexões.

Metalóide extraído de ossos calcinados pelo método Scheele presente no plasma sanguíneo, membrana celular, colágeno e tecido ósseo. Sólido flexível, luminoso no escuro a menor excitação eletromagnética. Facilmente combinado com outros elementos químicos.

Similitudes e Sincronicidades:

O indivíduo que valoriza o amor fraternal, a conexão com grupos, a interação com o meio ambiente tem, a princípio, características predominantemente *Phosphorus*. Estas pessoas costumam apresentar em seu mapa astrológico de nascimento uma grande influência do signo de **Aquário**, voltado às questões sociais, comunitárias e ao compartilhamento de ideais com pessoas afins. Além de Aquário, a **casa 11 no mapa astrológico**, também se refere à vida social e a conexão com grupos. A presença de astros pessoais (Sol, Lua, Mercúrio, Vênus e Marte) nesta casa conduz o indivíduo ao desenvolvimento do potencial de fraternidade, acesso e vivência com comunidades. Assim como o elemento Phosphorus que combina-se facilmente com outros elementos, Aquário e a casa 11 são fundamentais na formação e participação de interseções, principalmente com grupos afins.

Phosphorus significa "portador da luz" em grego, o que nos remete a Lúcifer, também "portador da luz". **Vênus**, astro do relacionamento, da harmonia entre opostos e do afeto, ao nascer antes do Sol pela manhã, é a "estrela matutina" ou Lúcifer. A polarização entre luz e trevas; bem e mal; vida e morte, é outra das características da similitude com o medicamento homeopático, cujos sintomas incluem a alternância de comportamento ou ciclotimia.

Vênus também é condizente com a afetividade e a sociabilidade de *Phosphorus* que não gosta da solidão, não se sente pleno se não estiver "conectado" com outros semelhantes.

O indivíduo com este planeta proeminente no seu mapa de nascimento, costuma ser sensível de acordo com os estímulos recebidos no ambiente e pode inflamar-se facilmente, como também esgotar-se facilmente. Um bom exemplo desta característica é **Vênus no signo de Áries** presente no mapa natal do indivíduo que apaixona-se facilmente, mas que desanima diante da continuidade ou rotina no relacionamento, buscando outro estímulo, outra ignição para sua motivação de contato.

Plumbum metallicum e o Saturnismo.

Metal encontrado na natureza combinado ao enxofre em minas na Alemanha, França e Inglaterra. Altamente tóxico, é utilizado na fabricação de tintas, vernizes, baterias, limpeza e armazenamento de combustíveis. Desde a Idade Média, artesãos o usam para montar as peças de vidro em vitrais, principalmente, nas igrejas católicas e na decoração de lares. O medicamento homeopático é obtido pela dissolução do chumbo com ácido nítrico e posterior mistura com zinco.

<u>Similitudes e Sincronicidades:</u>

"Segundo a Astrologia, saturninos são aqueles nascidos sob o signo de Saturno e que apresentam um temperamento sombrio e melancólico."
Dr. Carlos Brunini, mestre em Homeopatia

O platonismo, assim como grande parte das teorias metafísicas, sustenta que a manifestação do mundo material é reflexo do mundo espiritual, das ideias ou arquétipos. Desta forma, estes mundos estão conectados por significados e propósitos. Os reinos animal, vegetal e mineral são manifestações dos padrões arquetípicos e, os metais não fogem disto. Como demonstrado no *Aurum metallicum* (ouro), o Sol e o ouro pertencem a um mesmo arquétipo ou padrão: o autoconhecimento, a autovalorização, o brilho e a iluminação da essência da alma fora das sombras. **Saturno** corresponde ao chumbo: a resistência, os limites, as estruturas, a solidez e a disciplina; assim como *Plumbum metallicum* corresponde ao desequilíbrio máximo deste arquétipo tanto no mapa de nascimento, quanto nos ciclos de Saturno sobre o mesmo.

De fato, a melancolia e a depressão – ou distimia – são doenças saturninas que, se não devidamente identificadas, tendem a degenerar em apatia. A palavra a + patia vem do grego a (negação) e pathos (sofrimento), ou seja, é o início de um processo de rigidez para fugir das responsabilidades e outras afecções do mundo material.

Da negação, ou apatia, o corpo físico pode também desenvolver o desequilíbrio homeostático, uma vez que toda a negação desvirtua o equilíbrio natural e, os rins são os maiores responsáveis pelo equilíbrio osmótico em nosso organismo. Portanto, a insuficiência renal, quando acompanhada da apatia e do saturnismo de uma maneira geral podem ser tratadas com *Plumbum metallicum.*

Em casos mais graves e envolvendo tendências genéticas, as escleroses até a sua manifestação mais grave, a esclerose múltipla, são também consequência do enrijecimento de tecidos ou a paralisia, estágio derradeiro da desconexão entre o SNC e o tecido muscular. De acordo com a teoria psicossomática de Rüdiger Dahlke (Doença como Símbolo), as escleroses originam-se da falta de concentração e objetividade junto à necessidade de formação de uma estrutura na vida, ou seja, exigências saturninas negadas.

Espasmos e dores abdonimais (plexo solar) também indicam falta de realização individual (Sol). A fraqueza e a gengivite, que pode causar até perda dos dentes, também referem-se a esta perda estrutural na busca individual e objetiva. É muito importante que o terapeuta observe os ciclos de Saturno sobre os astros pessoais durante a manifestação da maioria dos sintomas combinados acima antes da prescrição de *Plumbum metallicum,* pois "depressão", muitas vezes é um termo utilizado também para descrever um sintoma advindo de medos e traumas. A anamnese profunda na medicina holística só é possível por meio da Astrodiagnose, que analisa a correlação entre o microcosmo individual e os respectivos significados arquetípicos, evitando termos estanques e deterministas da medicina materialista.

Sulphur e o Ego.

Enxofre : metalóide encontrado na base da maioria dos vulcões ativos.

<u>Similitudes e Sincronicidades:</u>

"Parece conter uma aparência de todas as enfermidades do homem, e um principiante, ao ler sua patogenesia, poderia acreditar que não necessita de outro remédio, na prática, uma vez que parece bastar para tudo e todos."
James Tyler KENT

Sulphur talvez seja a maior evidência da necessidade da Astrodiagnose na recomendação terapêutica. Quando o analisamos exclusivamente sob o ponto de vista da saúde do corpo físico, dá-se a impressão de que este poderoso policresto é uma verdadeira panaceia, dispensando outros possíveis medicamentos. Mas, não é bem assim. Uma análise mais profunda da personalidade e temperamento do indivíduo é necessária para uma boa recomendação holística.

Uma das características mais marcantes no temperamento do candidato ao tratamento com *Sulphur* é a individualidade exacerbada e hipervalorizada a ponto de tornar-se indiferente a tudo e a todos. Pode-se dizer que acredita ser o centro do universo. É fácil identificar qualquer pessoa com esta característica egocêntrica ou narcisista durante uma ou até duas horas de uma consulta? Muito difícil. Dependendo do ambiente, o indivíduo consegue jogar um véu sobre seu ego na tentativa de ser agradável ou parecer empático. Nem sempre uma boa conversa pode expor certos meandros da personalidade humana e, o mapa astrológico de nascimento é implacável em revelar as tendências e respectivos gatilhos.

Um indivíduo autocentrado, orgulhoso e com tendências à presunção pode ter algumas características peculiares em seu mapa de nascimento que dão enfoque e prioridade ao si-mesmo, ou seja, o coloca em primeiro lugar sempre. Não estou atribuindo valor a esta condição, a individualidade não é certa ou errada, mas trata-se da singularidade do indivíduo que deve ser respeitada. No entanto, quando esta condição torna-se causa de desequilíbrio homeostático, é muito provável que ele apresente problemas nos sistemas considerados de tropismo de *Sulphur*, ou seja, manifestações psicossomáticas mais comuns: a pele e o sistema nervoso.

O sistema nervoso do temperamento *Sulphur* é atingido quando sua euforia, delírios religiosos ou filosóficos, além da cólera irracional prejudicam a memória e até causam confusão mental. Esta característica é facilmente identificada no mapa de nascimento, pois **Mercúrio** invariavelmente recebe aspectos tensos, principalmente, de **Urano e Plutão** neste caso. Indivíduos com alto conceito sobre si mesmos têm dificuldade de aceitar ou entender opiniões contrárias, seu nível de alteridade é mínimo. A reação diante de contrariedades é, quase sempre, violenta.

A pele representa um limite entre nós e o mundo. Desta forma, é um sistema regido por **Saturno**, o planeta das estruturas e dos limites. No entanto, a pele também tem características venusianas, uma vez que é uma espécie de "cartão de visitas" que expõe nossa beleza e saúde. Esta dupla regência planetária evidencia que as afecções da pele são sintomas de problemas muito mais profundos. Uma alergia, por exemplo, pode ser de pronto diagnóstico pela facilidade de exposição e visualização da pele. Seus sintomas são, na maioria dos casos, visíveis. No entanto, no caso de alergias ou de psoríase, por exemplo, a medicina tradicional trata como crises e costuma recomendar um paliativo apenas para a manifestação tópica. Raramente, as afecções da pele são tratadas como sintomas de algo psicossomático ou espiritual, por exemplo.

A personalidade *Sulphur*, quando considera sua vida e visão de mundo supremas, acaba distanciando-se da realidade. São aquelas pessoas que não se importam com as trivialidades do dia a dia como trabalho, por exemplo. São os eremitas ou hippies que deslocam-se para locais distantes como florestas ou campos. Não toleram banalidades, preferem as mais altas elucubrações intelectuais onde eles têm sempre razão. Este tipo de personalidade pode não ser tão óbvia, mas existem algumas marcas evidentes em seu mapa de nascimento.

Em primeiro lugar, o elemento **Fogo** é predominante. Este tipo de temperamento tende ao individualismo, chegando ao egocentrismo, característica intrínseca do desequilíbrio dos signos deste elemento (**Áries, Leão e Sagitário**).

Se o indivíduo com este temperamento não tiver o **Sol na 12ª casa**, provavelmente terá algum(ns) astro(s) significativo(s) nesta posição que o leva a se isolar.

Júpiter também é relevante no mapa desta personalidade, principalmente se estiver em conjunção ao Sol ou ao Ascendente em um signo do elemento Fogo. Júpiter é responsável pela autoconfiança, pelo sentimento de grandeza da *persona* e pelas convicções das verdades pessoais.

Para a teoria da Homeopatia, especificamente uma das leis de Hering, as afecções da pele são consideradas benéficas, uma vez que tratam-se da eliminação da doença, ou seja, a causa da doença está se externalizando e não se internalizando atingindo órgãos de maior hierarquia como o fígado ou o coração. Portanto, a tomada de consciência do indivíduo orgulhoso e vaidoso é importante para que ele não bloqueie este direcionamento energético de cura da doença. Esta tomada de consciência deve ser acompanhada da análise dos ciclos planetários durante a manifestação da afecção na pele. Estes ciclos, provavelmente, estarão em seu auge em paralelo à manifestação tópica. Neste caso e, respeitando-se as teorias clássicas da Homeopatia, a diluição de *Sulphur* deve ser recomendada de acordo com a intensidade dos sintomas mentais, espirituais e físicos do indivíduo. A atenção a esta malha analítica envolvendo ciclos planetários e sintomas manifestos nos diversos corpos de manifestação é fundamental para que não haja um grande agravamento e desconforto do ser.

Tarentula hispanica e a *Destruição*.

O aracnídeo *Lycosa Tarentula* é encontrado em países de clima quente da costa mediterrânea: Itália, Tarento, Córsega, Andaluzia e interior da França.

Similitudes e Sincronicidades:

O conjunto de sintomas que vocês verão a seguir compõem um leque de desequilíbrios na forma de aspectos tensos com ênfase em **Marte, Plutão** ou na presença de astros pessoais no signo de **Escorpião** em quadratura, oposição ou conjunção com estes planetas.

O sintoma mais comum na personalidade *Tarentula* é a extrema ansiedade que impede a quietude. O movimento "atarantado" desta personalidade que vai de um lugar ao outro, perdidamente, sem rumo, demonstrando confusão é sua a marca registrada. É o indivíduo hiperativo típico.

Mas, não é só isto. A ansiedade unida à falta de controle desencadeia a agressividade, destrutividade e autodestrutividade. Por isto que a personalidade *Tarentula* é agressiva, rancorosa, ameaçadora, até mesmo, com entes queridos. Sua agressividade extrapola e atinge a si mesmo: arranca os próprios cabelos, dentre outras atitudes autodestrutivas até a recusa de alimentos culminando na anorexia nervosa.

Percebe-se que estamos diante de uma personalidade que lida de forma intensa e contraditória com as próprias emoções. O signo de Escorpião está voltado ao temperamento emocional, pois o elemento Água é o fundamento neste temperamento. No entanto, Escorpião em desequilíbrio perde o ajuste emocional e desenvolve silenciosamente algumas obsessões e manias no comportamento sexual, por exemplo.

O desassossego atinge o sono, que necessita de relaxamento mental e físico. O excesso de movimento durante o sono superficial também pode ser considerado sintoma de

Tarentula. Insônia, sonhos conturbados envolvendo monstros, fantasmas, insetos, e o indivíduo acorda cansado, mais ansioso e mais agressivo.

A tensão nervosa unida à insônia conduz a dores de cabeça "como se mil alfinetes espetassem o cérebro" ou enxaquecas frequentes. Podemos entender as dores de cabeça como distúrbios ligados aos chakras coronário ou frontal que, por sua vez, correspondem às glândulas pineal e hipófise, respectivamente. Estes chakras, além da glândula pineal, estão intimamente relacionados à nossa intuição ou ao nosso corpo astral. Desta forma, é fácil concluir que, se o indivíduo agressivo, destrutivo e hiperativo dirigisse suas emoções e pensamentos para significados mais elevados ou espirituais, as chances de cura são potencializadas com o uso de *Tarentula*. Posso arriscar que os sintomas aqui descritos estão em uma franca elevação no mundo caótico de hoje, que virou as costas para os significados metafísicos e transcendentais. Lembro que esta reconexão com o Todo muitas vezes não inclui necessariamente ter uma religião, mas cultivar a espiritualidade como reconexão com o divino sem doutrinas ou dogmas.

É importante ressaltar que no caso das compulsões de cunho sexual ou a falta de desejo alimentar, que deflagra a anorexia nervosa, a probabilidade da **Lua estar em Escorpião** em aspecto tenso ou envolvida em aspectos com **Plutão** é grande. O humor, a satisfação e o autocontrole estão muito ligados à Lua e respectivos aspectos no mapa de nascimento.

Outro detalhe importante na personalidade *Tarentula hispanica* é a ênfase no corpo emocional. Conforme citado acima, o **elemento Água** é o fundamento neste temperamento. Em outras palavras, a ênfase nos signos, não só de Escorpião, mas também **Câncer e Peixes**, pode representar esta ênfase, além da sensibilidade reativa. A dor da "picada" se transforma em uma reação desproporcional, que atinge a todos que estiverem próximos além de si mesmo.

Theridion curassavicum e o Destino.

Aracnídeo natural da Índia, frequentemente encontrado nas laranjeiras.

"Aranha das laranjeiras" ou "Aranha negra de Curaçao"

Similitudes e Sincronicidades:

Júpiter e Sol são astros frequentemente relacionados à noção de destino, missão ou ao propósito de vida.

Theridion é Aracne, mortal que desafiou a deusa Atena na arte da tecelagem e saiu-se exímia, até melhor que a própria deusa, o que a enfureceu. Ultrajada, Atena puniu Aracne transformando-a em uma aranha que tece o amor dos deuses pelos mortais. Tecendo com os fios que vomita intermitentemente, não consegue concluir a história, o destino ou o propósito daquela vida, ao contrário das Parcas, três deusas que tecem, enrolam e cortam o fio da vida.

O veneno de *Theridion* homeopatizado é indicado para as pessoas que perderam o "fio da meada" ou o rumo de sua própria vida. Têm dificuldade de concluir algo que começaram, perdem o entusiasmo e acabam transformando a apatia diante das tarefas em sonolência e melancolia. Não é raro que, quando atingem o estado de confusão mental, sentem tonturas, náuseas com incidências de vômito.

Vamos aos astros envolvidos com esta criatura tão repleta de simbolismos:

Júpiter, o deus supremo do Olimpo, tece o destino dos mortais independentemente da vontade deles. De fato, aquele que possui Júpiter proeminente em seu mapa de nascimento tende a ter uma fé inabalável em uma divindade, seja qual for sua religião, e em todos os sinais e indicações do plano astral. **Júpiter em Sagitário ou em Peixes** é poderoso e, não raro, pessoas com Júpiter nestes signos com aspectos exatos a astros pessoais confiam plenamente na condução de uma "força superior" e até possuem a capacidade de se comunicar com entidades invisíveis.

O **Sol** representa o livre-arbítrio na plenitude da valorização da vontade individual. Nosso Sol de nascimento é nossa energia vital que impulsiona a criatividade rumo a nosso destino ou propósito de vida programado por nós mesmos, pois o Sol representa o deus encarnado em nós, o Eu Sou. Claro que estamos falando do potencial solar de autoconhecimento e individuação. Aquele a que Platão se referiu em sua Alegoria da Caverna. Interessante observar que este aracnídeo costuma ser encontrado em laranjeiras e demais cítricos, vegetais solares.

Quando se perde o entusiasmo, a satisfação, o propósito de seguir adiante com a vida, existe a influência de algum obstáculo limitador ou ciclos temporais de **Saturno**. O tratamento com *Theridion* pode recuperar o fio condutor do nosso destino e o significado de nossas buscas.

Por outro lado, aspectos durante ciclos dos transaturninos (**Urano, Netuno e Plutão**) sobre o **Sol ou Júpiter** natais também podem afetar a condução de nosso destino, propósito ou vontade por fatores exógenos ou macrocósmicos como uma perda familiar, uma mudança profissional, uma pandemia etc. Os ciclos dos astros transaturninos são longos, duram anos e, na maioria das vezes, promovem a dissolução de um projeto ou programação de vida para que ocorra uma reconstrução dos temas. Nestes casos, *Theridion* é fundamental para proporcionar discernimento e lucidez suficientes para esta reconstrução, evitando-se a lassidão que pode degenerar em desânimo ou desinteresse pela vida e suas múltiplas circunstâncias.

Thuya occidentalis e a **Culpa.**

Conhecida como cedro branco, cipreste ou 'árvore da vida' (*arbor vitae*), pertence à família das coníferas, originária da América do Norte, cujas folhas permanecem sempre verdes. No Brasil, ela é encontrada em cercas vivas, principalmente, em cemitérios.

Similitudes e Sincronicidades:

Thuya é um medicamento homeopático de relativa complexidade. São milhares de sintomas relatados em matérias médicas respeitáveis. Por isto é importante conhecê-lo dentro do contexto miasmático.

Os miasmas definidos pela Homeopatia clássica são classificações das doenças levando-se em conta suas origens e evoluções ao longo da História da Humanidade. Hahnemann definiu os miasmas a partir da observação das doenças crônicas, que eram recorrentes devido à supressão de possíveis sintomas mentais e até espirituais. Os miasmas podem ser considerados a partir das heranças morfogenéticas dos problemas de saúde físico, emocional, energético e mental.

"Um indivíduo pensa que está curado porque as manifestações exteriores desapareceram, mas a doenças progridem no interior." James Tyler Kent

A personalidade Thuya manifesta o miasma chamado sicose:

"O gênio de Thuya exprime-se no seu possante poder sicógeno, produtor de figos e verrugas. Ele corresponde ao quadro clínico da sicose crônica, de origem gonorreica ou vacinal, adquirido ou hereditário, com suas manifestações hidrogenoides catarrais espessas, suas hipertrofias do tecido linfoide (...)" Henry Duprat

Em suma, a sicose representa o acúmulo de elementos tóxicos no organismo, seja de origem física ou mental, que formam excrescências como papilomas, pólipos etc. Estas excrescências são resultado da degeneração de células que reagem na neutralização de toxinas formando um aglomerado que, em casos últimos, podem produzir tumores malignos.

A sicose em *Thuya* não apenas representa o acúmulo de toxinas, mas também a obesidade, o acúmulo de pensamentos repetitivos e obsessivos, devido a sua personalidade controladora. O indivíduo *Thuya* é isolado, teme a intimidade, pois sente culpa dos segredos que guarda. Seu excesso de controle e de meticulosidade analítica gera uma 'pseudo couraça' que supostamente o protege contra qualquer situação em que corre o risco de perder o controle e a racionalidade. Por isto que sofre com o embotamento emocional, pois as emoções provocam reações fora de controle. Além disto, também pode apresentar transtornos de humores com retenção de líquidos, problemas de circulação sanguínea, inclusive o comprometimento do equilíbrio de líquidos intra e extracelulares. Lembrem-se que as emoções e o **elemento Água** têm sua correspondência arquetípica no mundo espiritual.

É importante salientar que, de acordo com a afirmação de Kent acima, enquanto a alopatia preocupa-se com a doença tópica, ou seja, em curar as manifestações dos pólipos e verrugas nas regiões cutaneomucosas, a homeopatia processa a cura em todos os corpos de manifestação do ser humano e seu sistema de cura direciona-se de dentro para fora. "Dentro" pode ser considerado como as profundezas da alma do ser. A personalidade *Thuya* opta pela análise intelectual, pelo entendimento racional, suprimindo a compreensão de seu inconsciente ou sua face oculta:

"Confronto com seu próprio lado obscuro, ataques contra seu caráter impecável. Reconhecimento de suas próprias raízes mágicas. A remissão se dá por meio do reconhecimento de seu lado sombrio, tratar os mundos internos obscuros com métodos "obscuros" (homeopaticamente)." Rüdiger Dahlke

O processo sicótico, supressivo e controlador de Thuya

conecta-se diretamente a **Plutão**, astro que, se mal assimilado no autoconhecimento, provoca todo tipo de formações tumorais, abcessos, cistos, pólipos que nada mais são do que acúmulos energéticos que não encontram vazão pois estão suprimidos, estagnados e controlados.

"O indivíduo oculta dos demais os seus planos; ambiciona ser o melhor, o maior. Por isto, precisa controlar todos à sua volta. Sua mente torna-se controladora e rígida, cheia de normas, do senso de dever." Eliete M. Fagundes

Plutão é um astro transaturnino e geracional, no entanto, seus aspectos e localização por casa no nosso mapa natal indica onde devemos praticar o desapego, deixar a energia e as situações daquela casa fluírem, desatar nós nos astros aos quais faz aspectos, evitando-se assim qualquer tipo de estagnação do processo natural de mudanças e outras transmutações. Ao longo de nossa vida, especialmente, entre os 34 e 40 anos, passamos por um importante ciclo plutoniano que exige este desapego e a compreensão intuitiva da eterna mudança e dos ciclos de morte e renascimento. Não é fácil lidar com Plutão por meio da pura racionalidade, mas sua natureza instintiva e dionisíaca exige que nos aprofundemos no nosso lado obscuro e nos sentimentos mais profundos, brutos ou lascivos que podem nos ter levado ao sentimento de culpa. Agindo por meio de nosso inconsciente, Plutão revela seus desafios e aprendizados de forma lenta e sutil.

A culpa miasmática é ligada ao pecado original e a transição sicótica tenta encobri-la, mascará-la como se fosse um segredo obscuro. Daí a formação de excrescências. A título de curiosidade sincrônica, grande parte das verrugas parecem couve-flores, mesmo formato da explosão da bomba atômica, ou seja, a implosão plutoniana.

A culpa, a exclusividade racional e os sintomas da supressão conduzem o indivíduo à dicotomia entre corpo e alma. Em outras palavras, ao contrário da "árvore da vida" que estende-se das profundezas da terra com suas raízes até o alto do céu, este indivíduo tem uma visão dual e não integral de sua natureza racional e intuitiva. Ora é totalmente voltado para os fins intelectuais do mundo manifesto, ora é fanático em suas convicções subjetivas. Interessante observar que a Árvore da Vida na sistematização cabalística remete ao fluxo criacionista ou evolucionário, dependendo da direção energética. Entretanto, é um fluxo contínuo, integral e ininterrupto.

Por ser um medicamento que representa o fundamento da sicose, *Thuya* pode mudar as condições de controle e supressão mental, energética e física para dar ensejo a outro tratamento ou terapia. Quando o indivíduo está em um estado tão rígido que nada o faz ceder ou voltar à dinâmica do fluxo contínuo da vida, *Thuya* retoma esta mobilidade preparando-o para novas etapas terapêuticas.

No sistema floral de Saint Germain, "Tuia" é o floral voltado àqueles cuja culpa inconsciente dos seus pecados fizeram com que se afastassem de sua Luz interna.

CASOS CLÍNICOS

Seguem alguns casos abaixo com o respectivo mapa astrológico, historicidade, sintomas e desenvolvimento do tratamento homeopático. Em alguns casos, também recorri a fórmulas de florais ou outros recursos holísticos para completar o tratamento em sua integridade e conforme a singularidade do cliente. Nome e dados de nascimento foram omitidos para preservar a privacidade das pessoas.

Caso I

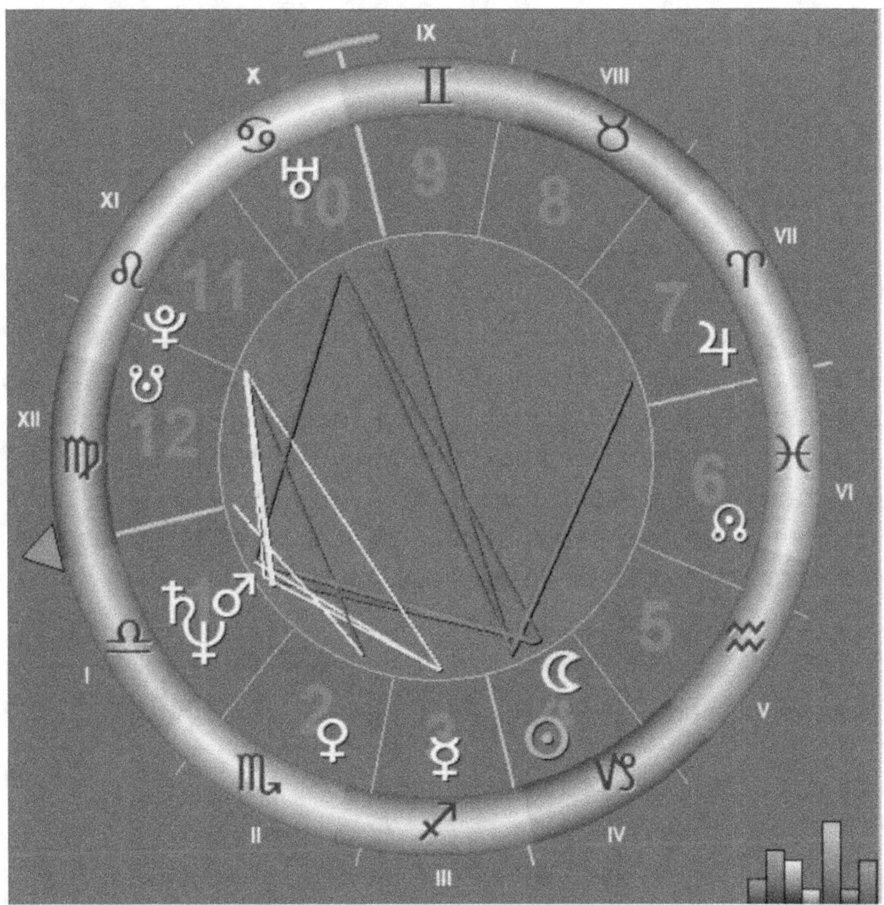

Cliente indicada por uma médica em 2015. Durante o ciclo de Plutão em Capricórnio conjunto a seu Sol em 2012, foi diagnosticada com mielodisplasia e linfoma no baço e, consequentemente, hipertrofia do baço. A seqüela do tratamento a trouxe até mim, ou seja, problemas intestinais que provocavam vários incômodos como dores agudas e intensa 'diarréia'. Foi a vários médicos, no entanto, os tratamentos alopáticos não proporcionaram a solução desejada. A médica que a indicou, também minha cliente, propôs a ela que buscasse um novo olhar diante da manifestação daquela doença por meio da Astrodiagnose.

Utilizava ansiolítico e antidepressivo a contragosto. Relatava pesadelos significativos com pessoas do passado que já morreram. Acorda com sensação de peso e angústia.

A conjunção de **Plutão com o Sol em 2012 e com a Lua em 2015** por ocasião de sua primeira consulta, além do sofrimento pelas perdas do passado – ambos os luminares estão na casa 4 (lar, família, passado); os problemas degenerativos e o tumor localizado em uma das glândulas do plexo solar são similares ao temperamento *Arsenicum album*.

De setembro a novembro de 2015, a cliente fez uso recomendado de *Arsenicum album* 30, 40 e 60 CH.

No final de novembro, relata que os problemas intestinais deixaram de existir, mesmo alimentando-se sem restrições. A qualidade do sono melhorou, não houveram episódios de 'sonhos com mortos' ou pessoas do passado.

Caso Ii

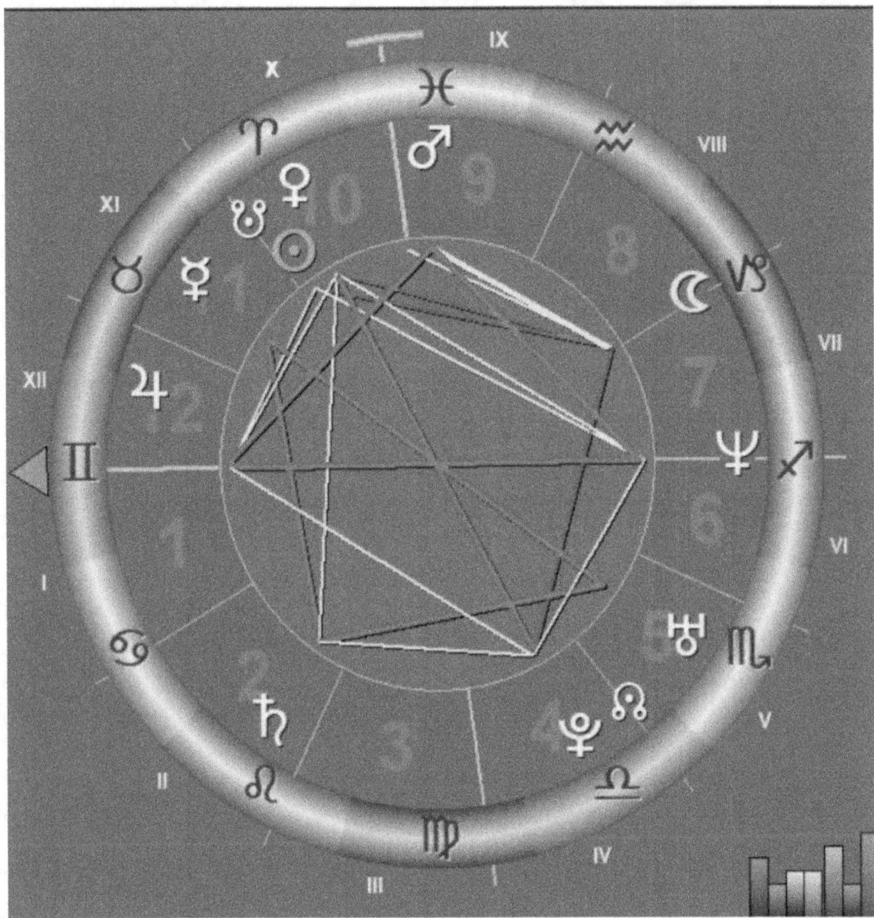

Procurou-me por indicação de sua esposa em outubro de 2020. Relatou traumas de infância como diversas cirurgias em consequência do problema congênito de seu pé torto e o falecimento prematuro do pai, que deixou a família sem seu provedor. Exerce um trabalho pela exclusiva função de suporte financeiro.

Sua **Lua em Capricórnio na casa 8** (mudanças, perdas, morte) e a quadratura de **Saturno em Leão na casa 2** (finanças, bens) com Mercúrio em Touro na casa 11 (grupos, amizades), regente da 4 (lar, família, passado) e do ascendente (saúde, interação com o ambiente) são configurações de um passado difícil, que pode resultar na dificuldade emocional e afetiva, além da tendência à melancolia e antissociabilidade.

Também relatou que apresentava picos de hipertensão, tendência ao suicídio na adolescência e dificuldade de expressar a afetividade. Acreditava que o destino de sua vida era "transcendental", se interessava por autoconhecimento e outras práticas holísticas e ocultistas.

No começo de 2020, **Saturno em Capricórnio** realizou quadratura com seu Sol em Áries, típico aspecto que provoca a busca pelo Eu Superior, alma ou essência, razões do interesse pelo autoconhecimento. Desde 2017, **Plutão também realizava quadratura a seu Sol**, deflagrando alterações profundas na personalidade e a busca mais profunda do Ser, destruindo as máscaras do ego em direção a um processo de individuação. Como seu Sol em Áries é regente da casa 3 (conhecimentos, conceitos, estudos), os aspectos provocaram a busca por informações que poderiam satisfazer sua curiosidade, além de prover uma nova visão de mundo por meio do conhecimento ou autoconhecimento.

Seus relatos traçaram um perfil similar a *Aurum metallicum*. O cliente fez uso do medicamento de novembro de 2020 a janeiro 2021, nas seguintes diluições: 30, 60, 80, 100CH.

Em novembro, após o uso da primeira fórmula de tratamento, disse que sentiu um desalento muito forte que durou apenas um dia. Depois deste dia, estava propenso à impaciência, à irritabilidade e à intolerância. Por outro lado, começou a perceber que desenvolvia uma 'firmeza maior' em suas atitudes e na forma de se expressar. Tornou-se mais autoconfiante, apesar de expressar algumas radicalidades em suas ações e expressões. Consegiu identificar traumas de longa data de forma lúcida, possibilitando o entendimento e a busca pela resolução.

Em dezembro, após o uso da segunda fórmula, admitiu que os estados de intolerância, impaciência e irritabilidade diminuíram progressivamente até acabarem. Começou a perceber a possibilidade de refletir antes de agir, além de adotar uma postura firme e afetuosa em relação ao outro ao mesmo tempo, diante da capacidade de julgar aquilo que é correto.

Sente-se com mais serenidade e liberdade interna no agir e escolher.

Em janeiro de 2021, teve uma espécie de reativação de sua memória. Lembrou que sua irmã mais velha tentou sufocá-lo com o travesseiro quando crianças, além de intimidá-lo com várias atitudes agressivas após o falecimento do respectivo pai. Com estas reativações da memória, o cliente começou a vivenciar vários *insights* sobre seus medos, inseguranças e resistências, reconhecer os agendamentos dos traumas e seus efeitos, e prosseguir com seus estudos na linha holística.

Interessante observar que este cliente conseguiu ultrapassar o agravamento causado ocasionalmente pelos medicamentos homeopáticos no início do tratamento e teve vários episódios evolutivos depois disto. Muitas vezes, estes agravamentos como o desalento, a impaciência e a irritabilidade costumam se dissolver após alguns dias de uso do medicamento. Conforme o relato acima, podemos perceber que trata-se de uma pessoa com traumas muito profundos e ocultos pelo medo e resistência típicos da Lua em Capricórnio na oitava casa. Sua coragem ariana e resiliência de Mercúrio em Touro, como regente natal, foram cruciais para persistir no tratamento. Entretanto, cabe ao astroterapeuta ter a sensibilidade e a alteridade suficientes para que o cliente não entre em sofrimento. A terapia homeopática deve ser suave e eficiente.

Caso Iii

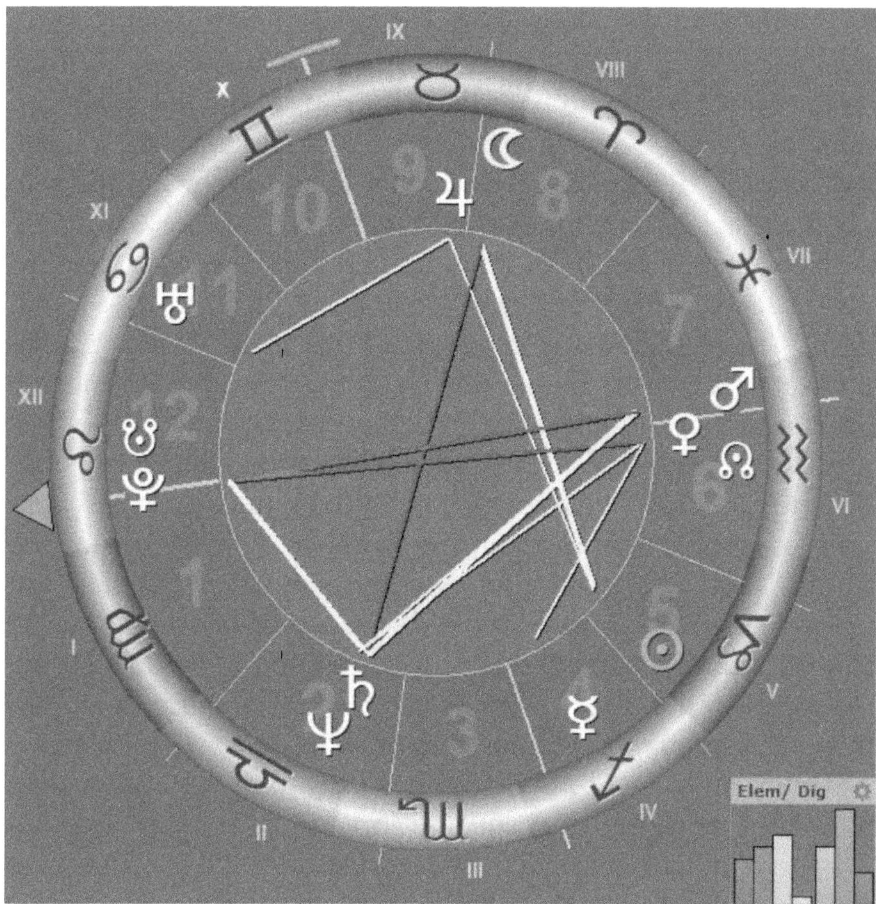

Além das queixas de solidão, interesse em envolvimento amoroso, reclamou de sudorese intensa que compromete a vida social. Esta sudorese não foi solucionada pela medicina alopática. Sente claustrofobia e, tende a se isolar, o que é paradoxal às queixas de solidão. Vale ressaltar que sua primeira consulta foi em meados de 2020, em pleno *lockdown* devido à pandemia do COVID-19. Muitos dos problemas acima começaram após seu divórcio em 2008. De lá para cá, alergias, problemas de pele também ocorreram ocasionalmente. Em uma segunda sessão terapêutica, relatou vulnerabilidade, insegurança, diarréia, enjoos, dores de cabeça e síndrome do pânico. Medo da pobreza decorrente de casamentos e relacionamentos que a deixaram com dificuldades financeiras.

De fato, por ocasião das consultas acima, ela estava passando por um ciclo saturnino, ou seja, **Saturno nos últimos graus de Capricórnio enquadrava seu Saturno natal em Libra** na casa 2. Pode-se depreender o sentimento de solidão, insegurança, desequilíbrio financeiro. Seu Sol em Capricórnio torna este ciclo saturnino muito relevante, já que Saturno é o dispositor de seu Sol. Toda a angústia, medos e estados melancólicos podem refletir-se nas doenças da pele.

Sua primeira dose de *Arsenicum album* 30 CH ocorreu no dia exato da Lua nova de julho de 2020. Na noite do mesmo dia, dormiu profundamente, acordou mais disposta, segura e otimista. No decorrer dos 28 dias de tratamento, a sudorese diminuiu consideravelmente, permitindo que ela saísse em passeios, sem desconfortos ou incômodos. Sonhou, depois de muitos anos sem lembrar de sonhos, apesar de ter sido um sonho desagradável, estava perdida em um labirinto escuro. No final da primeira parte do tratamento, estava andando de Uber, comprou uma bengala para se sentir mais segura, sudorese muito diminuída, problemas de pele acabaram, mas a diarréia continua. Ao longo do período, teve *insights* sobre desenvolver atividade como decoradora de interiores,

Logo após o começo da segunda parte do tratamento – *Arsenicum album* 50CH – sonhou que estava abraçando o ex-marido. Este sonho é bastante significativo, uma vez que os sintomas físicos começaram a se agravar logo após a separação. Esta "reconciliação subjetiva" é uma forma de equilíbrio fundamental para **Saturno em Libra** em seu mapa natal.

Ao longo da segunda parte do tratamento, começa a ficar em paz também com a solidão. Feliz por estar só em casa. Sonhou com um psicólogo que pedia que ela pintasse telas e ela escolhia cores suaves.

Seu Sol em Capricórnio na quinta casa realizando um trígono com a Lua em Touro indica capacidade e talento criativo para produção de arte plástica. A arte é um dos recursos do processo de individuação que, quando bem elaborado, cria a realização do Eu Sou no indivíduo e a satisfação da convivência com si mesmo, mesmo solitário.

Não retornou para dar continuidade ao tratamento, creio que o fim de sua crise foi suficiente para que ela voltasse ao equilíbrio e prazer de viver.

Caso Iv

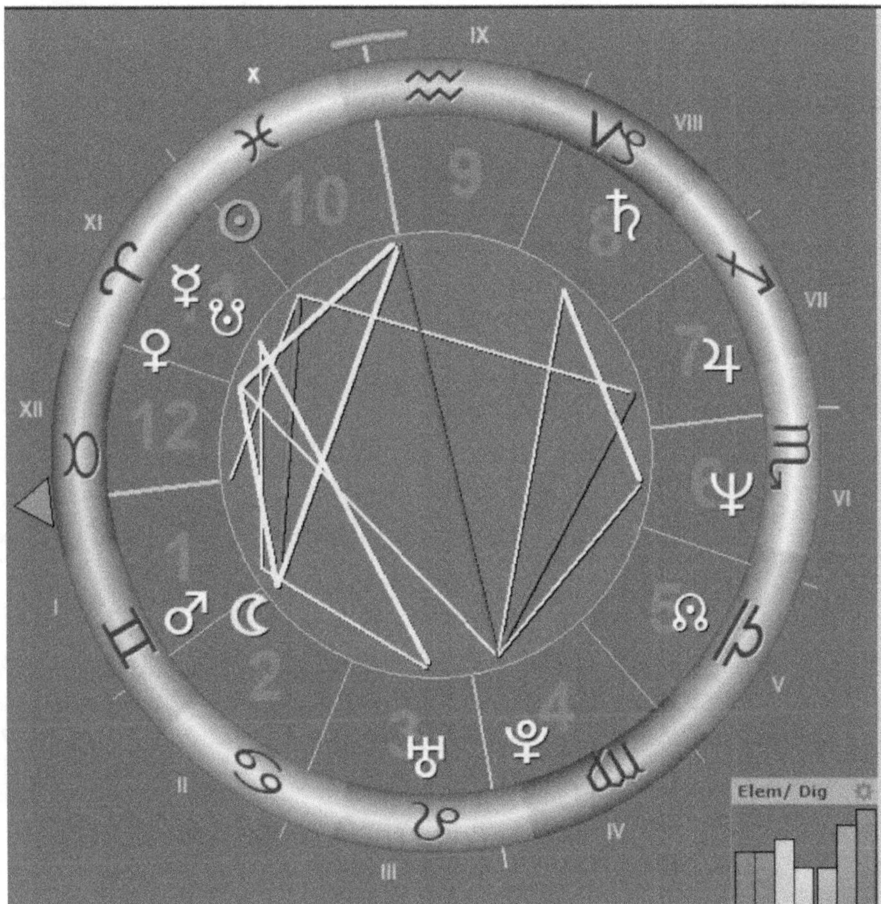

Procurou-me por diversas vezes desde 2017 por causa de medo crônico de dirigir. Em 2022, concordou com o processo terapêutico voltado a este mesmo assunto imediato. A singularidade reside no fato de que o medo de dirigir inicia-se quando ela começou a frequentar o curso de Psicologia. Afirmou, também na consulta de 2022, que não tem controle sobre a própria vida e vive em função dos outros, principalmente, da família.

Plutão em Virgem na casa 4 e Saturno em Capricórnio na 8 abrem as possibilidades da tentativa de controle inconsciente sobre a própria família, com medo da perdas ou quaisquer mudanças no seio familiar. Este sentimento é sutil, pois as casas envolvidas (4 e 8) são casas voltadas às profundas conexões familiares desde sua infância (4) e o medo da perda ou da morte (8). Seus medos e sentimento de falta de controle originaram-se desta configuração e, a quadratura entre **Plutão e Júpiter em Sagitário na casa 7** agrava o quadro sutil de necessidade de controle.

Primeira recomendação: *Arsenicum album* 30CH durante 28 dias.

Ao longo desta primeira fase do tratamento, sonhou com a mãe e com o irmão que é doente mental, e relatou uma sensação de cura e de paz decorrente do sonho. Em outra ocasião, sonhou com a trajetória de sua vida, também acordou com a mesma sensação de paz e satisfação. No entanto, no cotidiano, percebeu que se tornou mais intolerante, irritada quando as coisas fogem do seu controle. Percebe o medo de dizer "não" para alguém da família, mas sua intolerância é crescente. Diz que a filha demanda muita atenção, tenta dizer "não " para ela, mas sente culpa típica da alma pisciana. Outro medo veio à tona: o medo de ficar sozinha por dizer "não" para alguém da família. Não teve coragem de tentar dirigir.

Segunda recomendação: *Arsenicum album* 60CH durante 28 dias.

Sonhos significativos no período: estava vivendo outra vida, pertencia à uma irmandade. A partir deste ponto, inicia-se um despertar de seu Sol em **Peixes na casa 11**: grupos, irmandades de cunho espiritual. Sua realização primoridial é revelada por este sonho: a convivência em comunidade com princípios semelhantes aos dela, situação que não percebi em sua trajetória de vida.

Relatou vários fatos de sua historicidade. A mãe era muito pobre, vivia no nordeste, trabalhava em uma fábrica até conhecer o pai que a levou para o Rio de Janeiro, onde já tinha outra família. Percebeu que estava em uma terra estranha sendo a "outra" e que poderia perder tudo e ficar na rua com seus filhos, se o marido resolver ficar com a família original. Durante a consulta, a cliente concluiu que teme ser como a mãe: sempre subserviente com medo de que possa perder tudo de uma hora para outra, submetendo-se sempre à vontade do outro.

Por ocasião de suas consultas iniciais, **Plutão em Capricórnio** realizava quadratura com sua Vênus, regente natal. Subliminarmente, ela percebia a 'ameaça' de mudanças em seu comportamento e em relação ao outro. Claro que, Plutão insere a sensação de perda e de mudanças a conta-gotas. **Saturno fazia conjunção a seu MC em Aquário** na ocasião, o que demonstrava que a independência e a autonomia em sua vida só dependem de sua livre escolha como dirigir, por exemplo. Mas, Saturno no MC demonstra que o tempo está passando para as realizações prioritárias! Relata pela primeira vez os problemas no casamento de quatro décadas, a agressividade e a falta de atividade sexual com o marido. Contou que, ao dedicar uma tarde assisindo a seus programas favoritos na Netflix, sentiu-se responsável por não estar sendo produtiva, porém conseguiu divertir-se no seu tempo sem se sentir culpada. O marido observou que ela estava mudando. Relatou crise de gota, sintoma saturnino devido à presença de cristais nas articulações. Reação psicossomática, ou seja, resitência e medo das mudanças cristalizando o movimento natural do corpo a partir da reação desarmônica em relação aos aspectos de Saturno.

Terceira recomendação: *Arsenicum album* 80CH durante 28 dias.

Relatou apatia, desânimo em relação à vida. **Saturno realizava quadratura com seu ASC.** Ficou muito doente com gripe, falta de ar. Sua **Lua e Marte em Gêmeos** começam a se manifestar, quer expressar-se, mas a resistência é grande, cristalizada e somatizada. Não consegue entrar em conflitos necessários para romper com hábitos e codependências. Por ocasião deste relato, **Júpiter estava em conjunção com seu**

Mercúrio em Áries, expandindo a urgência da iminente necessidade de abrir-se, falar e expor suas verdades. Mas, não conseguiu e adoeceu.

Sonho: dirigia em um lugar estranho, o marido estava em outro carro e seguiram caminhos separados. Chegou em um lugar com uma água preta e suja.

Por causa de um conflito bobo, diz que nem consegue mais olhar para a cara do marido, lembrando de várias coisas e ocasiões muito ruins como a traição.

Quarta recomendação: *Arsenicum album* 100CH durante 28 dias.

Sonhos significativos: estava em um lugar desconhecido, perdida. Após conflito com o marido no sonho, saiu caminhando e passou por lugares de seu passado, foi assediada por um homem e defendida por outro, encontrou amigas e a neta que estava na presença de um líder espiritual que tinha uma cobra pequena e não muito assustadora.

Os conflitos com o marido crescem e é evidente que o *Arsenicum 100* despertou sua Kundalini, instintos e desejos autênticos não correspondidos. No entanto, não conseguiu recuperar a individualidade e a direção autônoma da própria vida. Em novembro, precisou fazer uma cirurgia dentária de colocação de 'osso na mandíbula'. A descalcificação é um sintoma clássico da falta de sustentação e estruturação típica de ciclos saturninos não assimilados. Nem sempre a orientação astrológica aliada à terapia homeopática são suficientes para o salto evolutivo do indivíduo. Na verdade, sua escolha nesta direção é fundamental.

Por que Arsenicum album?

Vocês devem ter percebido que, dos quatro casos clínicos relatados acima, três foram tratados com *Arsenicum album*. A razão desta predominância está intimamente ligada a determinados ciclos planetários que encaminham o consulente ao astroterapeuta.

Via de regra, boa parte das pessoas que procuram a consulta astroterapêutica frustraram-se previamente com as consultas médicas, psicológicas, psiquiátricas e, até mesmo, de vertente religiosa. Além do sofrimento, estes indivíduos apresentam questionamentos sobre seu lugar no mundo, sobre ocorrências traumáticas em sua vida, tentando encontrar algum sentido para sua situação atual.

Conforme o capítulo dedicado aos policrestos, além do tropismo físico de *Arsenicum album* ser o aparelho digestivo, o signo de **Virgem** e os ciclos de **Plutão** estão intimamente ligados à recomendação deste medicamento. Os ciclos plutonianos e saturninos são campeões em direcionar as pessoas à consulta astrológica pelo fato de que ambos causam as situações que levam o indivíduo a questionamentos sobre seu papel no mundo, além de provocarem o devido salto quântico evolutivo. Plutão, em especial, traz efeitos exógenos como perdas ou mudanças dos mais diversos temas, que podem causar o efeito traumático do 'puxar o tapete' na realidade do consulente. Dependendo do seu nível de autoconhecimento, ele pode agir de forma construtiva ou destrutiva provocando ou não manifestações de desequilíbrio homeostático em seu corpo mental ou físico.

O signo de Virgem merece uma dissertação à parte. Durante os cursos do professor PhD Amit Goswami, que frequentei entre 2013 e 2014, ele afirmava diversas vezes que ao longo dos últimos quatrocentos anos, ou seja, a partir do advento do Iluminismo e da ciência exclusivamente empírica, o ser humano dedicou-se quase que exclusivamente ao "fazer" em detrimento do "ser". Em outras palavras, a Humanidade como um todo afastou-se dos fenômenos metafísicos e, consequentemente, das premissas da espiritualidade e da subjetividade, para tornar-se submetida ao objetivo exclusivo do mundo material, ou seja, o trabalho e as conquistas do mundo manifesto. A teoria determinista da ciência empírica influenciou sobremaneira a visão de mundo do ser humano em todos os quesitos de sua vida: se eu trabalhar e cumprir com meu papel na sociedade materialista, terei sucesso e felicidade, por exemplo. As religiões judaico-cristãs também adaptaram-se a este pensamento determinista confortavelmente, uma vez que já haviam bebido da fonte do determinismo muito antes da ciência newtoniana: se você for batizado, vai para o Céu. Caso contrário, o Inferno será seu destino. Até mesmo a Astrologia não resistiu à vertente determinista e, até hoje, muitos astrólogos se rendem à interpretação determinista ou fatalista do mapa astrológico, e isto é fácil de perceber nas previsões catastrofistas que permeiam as redes sociais. Portanto, o "fazer" foi priorizado como a busca pela construção do sucesso e da felicidade, pois além de produtiva e realizadora, a atividade ininterrupta desviava o ser humano das dúvidas e prevenia de possíveis acontecimentos ou não conformidades em sua vida. No entanto, a realidade da vida individual demonstrava que isto estava longe de ser verdadeiro com o passar do tempo.

O "fazer" nada mais é do que uma das representações do arquétipo de Virgem, signo do cotidiano, da organização da rotina e da prevenção das inconformidades. Mesmo que o signo de Virgem não seja relevante em seu mapa de nascimento, a sua casa 6 tem analogia com este signo. A casa 6 é justamente a casa dedicada à rotina, ao trabalho, à organização da vida de tal forma a prevenir problemas. Esta prevenção também atinge a saúde preventiva, ou seja, se seu trabalho e outras atividades são saudáveis e cheias de motivação, dificilmente você irá adoecer. Isto é verdadeiro até certo ponto.

Agora que identificamos o "fazer", vamos falar do "ser". De acordo com o professor Goswami, o "ser" é o estado contemplativo, de repouso, do não-fazer. Este repouso não é rolar a tela do celular para conferir as mensagens enquanto coloca os pés sobre a mesa. Não é ler ou assistir TV. É simplesmente parar e tomar consciência do si-mesmo ou do *self*. Atentar para a respiração, por exemplo, é um bom começo. Tomar conhecimento do aqui e agora e, principalmente, conseguir abrir espaço na mente para o intelecto supramental. No ativismo quântico do professor Goswami, o intelecto supramental é a intuição criativa que acessamos quando estamos em estado de solidão contemplativa. Estes momentos provocam intervalos cada vez maiores entre pensamentos recorrentes na nossa mente e acabam por dar a oportunidade para conteúdos do inconsciente coletivo se aproximarem da nossa consciência criando aqueles *insights* criativos. Podem também ser entendidos como conteúdos do mundo das Ideias de Platão, onde o conhecimento criativo é revolucionário e cristalino em sua essência. Quantas vezes, ao longo dos últimos 30 dias, você entrou neste estado? Se você faz meditação regularmente, pode ser que tenha mais facilidade de acessar seu intelecto supramental. No entanto, muitas vezes, algumas práticas meditativas podem se transfigurar em práticas do "fazer". O 'mindfullness' é um exemplo disto. O ideal é simplesmente observar a natureza, o barulho do vento, a sensação do Sol na pele e apenas observar a respiração. Não há segredos ou complexidades, mas o mundo pós-moderno com suas distrações e obrigações dificultam este estado, por isto que a Humanidade está cada vez mais doente.

Voltando ao professor Amit Goswami e seus preciosos ensinamentos, ele recomenda em seu curso o equilíbrio entre o "ser" e o "fazer" que, por si só, é uma poderosa terapia que conduz à homeostase, se combinada com o autoconhecimento astrológico profundo. No entanto, uma minoria busca este equilíbrio e autoconhecimento. A grande maioria navega no caos das ondas de possibilidades, que apenas se multiplicam longe da observação consciente. Esta maioria se depara com os ciclos de Plutão que, em meio ao caos da falta de prevenção da interpretação astrológica, acabam sendo assimilados como destruidores e traumáticos. Os aspectos de Plutão têm duração de, aproximadamente, sete anos. Ao longo deste período, o trânsito de Saturno também promove outras sincronicidades que podem encaminhar o indivíduo às escolhas conscientes e ao salto quântico evolutivo. Mas, sem o primado da consciência desperta e o equilíbrio entre o "ser" e o "fazer", o ser humano não consegue lidar com os ciclos plutonianos, o que interfere em sua homeostase e, consequentemente, provoca doenças plutonianas, ou seja, auto-imunes ou autodestrutivas como o câncer. É aí que entra o *Arsenicum album* com sua grande capacidade de despertar a consciência do ser humano que entra em sintonia com seu aqui-e-agora, além do entendimento profundo dos ciclos de mudanças promovidos por Plutão. A sutileza de sua ação é perceptível por meio dos sonhos durante o processo terapêutico e os devidos insights criativos. O correto entendimento do consulente do seu momento de vida acaba promovendo a autocura pois, a cura não vem do medicamento ou do entendimento dos ciclos astrológicos, mas da tomada de consciência e das escolhas do consulente.

ASTROLOGIA, HOMEOPATIA E FILOSOFIA CLÍNICA

Meu despertar para a Filosofia Clínica teve como pano de fundo a similaridade com os fundamentos da Astrologia e da Homeopatia Clássica como terapia. O fato da Filosofia Clínica não considerar a doença ou o diagnóstico reducionista, mas o indivíduo em sua singularidade e complexidade me fez traçar paralelos com a interpretação do mapa astrológico. Sua maior ferramenta é a historicidade, ou seja, a biografia editada pelo partilhante, como é denominado o consulente. Trata-se de uma excelente técnica de escuta e alteridade mediante o sofrimento do outro.

A interpretação do mapa astrológico sem o viés terapêutico tende a manter o consulente em um estado passivo. Na maioria das vezes, ele opta pela passividade acreditando que sua interrupção com as devidas contextualizações ou questionamentos irá interferir na interpretação do mapa. Provavelmente, estas pessoas não entendem que a interpretação do mapa é extremamente objetiva. Trata-se de uma linguagem simbólica que o astrólogo traduz independentemente das objeções e questionamentos do consulente. Ao contrário, a contextualização por parte do consulente auxilia na interpretação mais individualizada.

Na consulta astroterapêutica, a escuta por parte do astrólogo é fundamental. Muitos ciclos planetários repetem-se ao longo da vida do indivíduo provocando aspectos semelhantes de tempos em tempos. Os ciclos saturninos, por exemplo, ocorrem de sete em sete anos aproximadamente para todos nós. É claro que nossa singularidade e nível de autoconhecimento lidam de maneiras totalmente diversas em relação aos aspectos planetários. A escuta atenciosa da historicidade do partilhante ou consulente é de extrema importância, pois delimita os "dados divisórios" observando a repetição de problemas por ocasião dos ciclos de um determinado planeta. Os aspectos de Marte, por exemplo, cuja translação dura aproximadamente dois anos podem provocar conflitos, reações agressivas ou alergias. Cabe ao astrólogo identificar estas situações nos trânsitos de Marte sobre o mapa astrológico do consulente, além de ouvir seu relato sobre a mesma ocasião: o que provocou o conflito ou a agressividade, qual a região do corpo apresentou maior intensidade no caso de alergia e assim por diante. Esta interação entre astrólogo e consulente causa maior aproveitamento não apenas nas orientações astrológicas, mas também na correta identificação do medicamento homeopático.

CONSIDERAÇÕES FINAIS

"O cientista virou um mito. E todo mito é perigoso, porque ele induz o comportamento e inibe o pensamento. Este é um dos resultados engraçados (e trágicos) da ciência. Se existe uma classe especializada em pensar de maneira correta (os cientistas), os outros indivíduos são liberados da obrigação de pensar e podem simplesmente fazer o que os cientistas mandam". Rubem Alves

Sou imensamente grata aos clientes que confiam nas minhas orientações astrológicas e recomendações terapêuticas. Muitos deles transformaram suas vidas de formas admiráveis, transcendendo dificuldades, identificando padrões cíclicos e realizando seus saltos quânticos evolutivos. São heróis e heroínas que se permitiram caminhar rumo ao autoconhecimento profundo e renascer para um novo paradigma. Não é um caminho fácil nem rápido!

Infelizmente, o mundo contemporâneo que ainda enfatiza a ciência materialista em detrimento do paradigma quântico, continua limitando ou encobrindo muitas realidades com o véu da dúvida, denominando as ciências herméticas como 'pseudo-ciências' ou 'charlatanismo'. No entanto, as evidências falam por si só. Basta uma rápida pesquisa sobre estatísticas de doenças mentais, por exemplo, para compreender que a medicina materialista não só não está resolvendo, mas também incrementando os distúrbios mentais com os medicamentos psiquiátricos. Os paliativos da psiquiatria não agem pela cura, mas pela adição.

O cirurgião torácico Paolo Macchiarini realizou oito

transplantes de traquéia plástica com células-tronco dos pacientes entre 2011 e 2013 e foi considerado um pioneiro da medicina regenerativa. Revistas de respeito na área publicaram seus artigos sem atentar ao fato de que ele não fez testes prévios em cobaias não humanas. Dos oito pacientes, sete faleceram em condições agonizantes. Depois de alguns processos e revelações de seus procedimentos duvidosos, foi condenado a apenas dois anos de suspensão de sua licença.

Após três anos do lançamento da vacina contra a COVID 19, descobriu-se que ela não era nem 'efetiva', muito menos 'segura'. Pfizer, Moderna e a AztraZeneca vêm enfrentando crescentes processos devido aos seus 'efeitos adversos raros', o que levou a útima a retirar a respectiva vacina do comércio.

Casos como o do cirurgião acima ou de medicamentos 'seguros' não são tão divulgados pela mídia tradicional que compartilha dos financiamentos bilionários dos conglomerados farmacêuticos dominantes. Se você, caro leitor, refletir sobre os meios de comunicação do final do século XX, irá lembrar ou perceber que existiam opiniões e manifestações muito diferentes sobre a mesma notícia nas principais fontes midiáticas tradicionais. Hoje em dia, estas mesmas fontes expressam-se em uníssono, compartilhando a mesma narrativa e opinião chegando até a repetir *ipsis litteris* o mesmo texto sobre determinado assunto. Felizmente, a internet tornou a informação distribuída e descentralizada diminuindo o tempo e o espaço entre a notícia e o consumidor, além de permitir a livre manifestação de opinião nas redes sociais. No entanto, os conglomerados midiáticos, assim como os farmacêuticos, ainda detêm o poder global e econômico, fazendo com que cientistas financiados por meio deste poder como Natália Pasternak e Átila Iamarino continuem disseminando mentiras e medo para que o povo brasileiro fique intimidado em buscar outros tratamentos que não tragam tantos danos colaterais.

Meu objetivo não é contestar a medicina tradicional, mas o *status quo* imposto pelas Big Pharmas financiando os cientistas-propaganda e o apoio da mídia. Com o passar do tempo e com o crescente número de "casos raros" como problemas cardiorespiratórios, 'pneumonia silenciosa', males súbitos e o mais recente turbo-câncer é cada vez mais difícil esconder a verdade, principalmente no cenário de Plutão em Aquário.

Com a anulação de Deus ou de qualquer interferência divina a partir do antropocentrismo e da ciência empírica, os cientistas, especialmente na área da Medicina que lidam com a vida e a morte, acabaram por se colocar voluntária ou involuntariamente no lugar de Deus. Isto provocou um estado de soberba, de arrogância nos meios científicos dificultando o reconhecimento das próprias limitações por parte dos cientistas. O resultado disto é uma Medicina muito falha nos dias atuais, o distanciamento entre os cientistas e Deus ou a Espiritualidade, o distanciamento entre os médicos e os clientes e o aumento das doenças degenerativas, auto-imunes e, principalmente, de doenças mentais como a depressão. O CID (Classificação Internacional de Doenças) está sempre aumentando tentando classificar distúrbios, transtornos de origem mental e física. No entanto, a simples classificação ou desclassificação não ajuda o ser humano, apenas colabora com esta arrogância. A classificação de Plutão, por exemplo, como planeta ou pseudoplaneta não altera seus efeitos na Astrologia, assim como o advento do heliocentrismo.

A Homeopatia sempre foi considerada medicina popular no Brasil até 1980, quando foi reconhecida legalmente como especialidade médica. Paradoxalmente, nestas últimas décadas ela vem perdendo a credibilidade como vertente da medicina, enquanto os terapeutas clássicos readquirem o direito de recomendar seus medicamentos em altas diluições obtendo resultados mais eficientes. Isto foi resultado da limitação nas prescrições da medicina tradicional que tem como objeto apenas a saúde física e, quando muito, mental. Já os terapeutas holísticos recomendam os medicamentos homeopáticos levando em conta a psicossomática singular do cliente.

Muitos clientes desistem do tratamento após alguns

meses pelo fato de que o medicamento homeopático não age como o "doril". Além de ser um tratamento demorado, a cura vem de dentro para fora (leis de Hering) e, muitas vezes, eles chegam a um ponto de precisar enfrentar desafios e tomar decisões. A cura é plutônica, ou seja, ela opera mudanças em todos os níveis e corpos de manifestação. O caso clínico acima IV, por exemplo, era óbvio que a cliente precisava tomar certas atitudes a fim de recuperar a "direção de sua vida". No entanto, não teve sucesso, uma vez que sua cura mais interna, mais espiritual, foi bloqueada. Mas, isto faz parte do livre arbítrio pessoal de cada um.

Claro que a Homeopatia tem seus limites. As afecções agudas que necessitam de cirurgia, os acidentes que comprometem a estrutura física e as emergências devem ser encaminhados exclusivamente para o cuidado da medicina tradicional. No entanto, o tratamento de longo prazo, os problemas que comprometem a saúde espiritual e emocional do cliente, além da física, podem encontrar na Homeopatia auxiliada pela Astrodiagnose uma grande chance de cura suave e eficaz.

BIBLIOGRAFIA

ALVES, Rubem. A Filosofia da Ciência. Editora Brasiliense, São Paulo, 1981.

BACH, Edward. Cura-te a Ti Mesmo – Uma Explicação sobre a Causa Real e a Cura das Doenças. Tradução: Alípio de Franca Neto. Pensamento, São Paulo, 2001.

BARBAULT, André. O Universo Astrológico dos Quatro Elementos. Tradução: Celisa Beranger. Espaço do Céu, Rio de Janeiro, 2004.

BRUNINI, Carlos – GIORGI, Mário Sérgio. Matéria Médica Homeopática Interpretada. Robe Editorial, Belo Horizonte, 2010.

CAPRA, Fritjof. O Tao da Física – Um Paralelo entre a Física Moderna e o Misticismo Oriental. Tradução: José Fernandes Dias. Cultrix, São Paulo, 1975.

CULPEPER, Nicholas. The Complete Herbal. University of California, Berkeley, 1850.

DAHLKE, Rüdiger. A Doença como Linguagem da Alma. Tradução: Dante Pignatari. Cultrix, São Paulo, 1999.

DAHLKE, Rüdiger. A Doença como Símbolo – Pequena Enciclopédia de Psicossomática. Tradução: Saulo Krieger. Cultrix, São Paulo, 1996.

DUFILHO, Robert. Os Sintomas Mentais em Homeopatia. Organização Andrei, São Paulo, 1996.

FAGUNDES, Eliete M.M Fagundes. Retalhos Homeopáticos – Volumes 1 ao 3. Editora Hipocrática-Hahnemanniana, Belo Horizonte, 2009.

FAGUNDES, Eliete M.M Fagundes. Hipócrates e a História da Medicina. Editora Hipocrática-Hahnemanniana,

Belo Horizonte, 2010.

GOSWAMI, Amit. O Médico Quântico – Orientações de um Físico para a Saúde e a Cura. Tradução: Euclides Calloni e Cleusa Wosgrau. Cultrix, São Paulo, 2004.

GOSWAMI, Amit. O Ativista Quântico. Tradução: Marcello Borges. Aleph, São Paulo, 2010.

GOYA, Will. A Escuta e o Silêncio. Editora PUC de Goiás, Goiânia, 2010.

HEINDEL, Max. A Astrodiagnose – Um Guia de Saúde. Tradução: Fraternidade Rosa Cruz. Pensamento, São Paulo, 1999.

JUNG, Carl Gustav. Fundamentos de Psicologia Analítica. Tradução: Araceli Elman. Vozes, Petrópolis, 1991.

KENT, James Tyler. Lições de Filosofia Homeopática. Tradução: Célia Regina Barollo. Editora Organon, São Paulo, 2014.

MORENO, José Alberto. Homeopatia Metafísica Repertorizada – Volumes 1 ao 8. Editora Hipocrática-Hahnemanniana, Belo Horizonte, 2011.

MORENO, José Alberto. O Direito do Uso Popular da Ciência da Homeopatia. Editora Hipocrática-Hahnemanniana, Belo Horizonte, 2008.

PAPUS. Tratado Elementar de Magia Prática. Tradução: E.P. Pensamento, São Paulo, 2005.

PARACELSO. As Plantas Mágicas – Botânica Oculta. Tradução: Attilio Cancian. Hemus, Curitiba, 2005.

REGARDIE, Israel. Magia Hermética – A Árvore da Vida, Um Estudo Sobre a Magia. Tradução: Márcio Pugliesi. Madras, São Paulo, 2003.

SCHWARZWALD, Mônica. O Salto Quântico Astrológico – A Teoria Quântica Aplicada aos Arquétipos Astrológicos. Amazon, 2018.

SHELDRAKE, Rupert. Ciência Sem Dogmas – A Nova Revolução Científica e o Fim do Paradigma Materialista. Tradução: Mirtes Pinheiro. Cultrix, São Paulo, 2012.

SOLON, L.R Bulos. A Árvore Filosofal – Afinal, Onde Está a Medicina do Sujeito? Editora Hipocrática-Hahnemanniana, Belo

Horizonte, 2010.

TRÊS INICIADOS. O Caibalion: Estudo da Filosofia Hermética do Antigo Egito e da Grécia. Tradução: Rosabis Camaysar. Pensamento, São Paulo, 2005.

ULLMAN, Dana. Homeopatia – Medicina para o Século XXI. Tradução: Carmen Youssef. Cultrix, São Paulo, 1988.

VITHOULKAS, George. Homeopatia – Ciência e Cura. Tradução: Sônia Régis. Cultrix, São Paulo,1980.

VITHOULKAS, George. Níveis de Saúde – Aplicações Práticas e Casos. Tradução: Lorraine Sulaiman. Homeosapiens, Belo Horizonte, 2015.

https://ojoioeotrigo.com.br/2023/11/natalia-pasternak-agrotoxicos/

https://www.nexojornal.com.br/quando-a-ciencia-vira-anuncio

https://www.youtube.com/@Campbellteaching

www.ingramcontent.com/pod-product-compliance
Lightning Source LLC
Chambersburg PA
CBHW051613250726
48653CB00004BA/1495